Chirurgie esthétique & photographie

Ce livre est le 178ème livre de la

Collection Eidos

by RETINA.International

créée par Michel Costantini & dirigée par François Soulages

Série PHILOSOPHIE

11 Michel Gironde (dir.), *Les mémoires de la violence*
12 Michel Gironde (dir.), *Méditerranée & exil. Aujourd'hui*
49 Dominique Chateau, *Théorie de la fiction. Mondes possibles et logique narrative*
60 François Soulages & Aniko Adam (codir.), *Les frontières des rêves*
62 Michel Godefroy, *Chirurgie esthétique & frontières de l'identité*
63 Thierry Tremblay, *Frontières du sujet. Une esthétique du déclin*
64 Stéphane Kalla Karim, *Les frontières du corps & de l'espace. Newton*
66 Vladimir Mitz, *La transgression des frontières du corps. La chirurgie esthétique*
67 Bernard Salignon, *Frontières du réel où l'espace espace*
68 Dominique Chateau, *L'art du fragment. Frontières apparentes & frontières souterraines*
69 Pierre Kœst, *Aux frontières de l'Humain. Essai sur le transhumanisme*
71 Gabriel Baudrand, *Mathématiques & frontières*
73 Philippe Boisnard, *Frontières du visage (analogique-numérique)*
74 Aniko Adam, Aniko Radvanszky & François Soulages (codir.), *L'homme qui rêve*
77 Alain Milon & Shu-Ling Tsai, *Figures de l'homme. Au croisement des différences*
81 François Soulages (dir.), *Les frontières des langues*
100 François Soulages (dir.), *La vie hors sujet. De la philosophie à l'art & retour*
101 François Soulages (dir.), *La crise du visage*
129 Leon Farhi Neto, *Masse & multitude. A partir de Freud, Canetti & Spinoza*
131 I-ning Yang, *Blanchot-Lao Tseu : l'acte de nomination*
132 François Soulages & Leon Farhi Neto (codir.), *Masse & sujets. Philosophie & art*
137 Gabriel Baudrand, *Des discours contemporains à la lumière de Lacan*
145 F. Soulages (dir.), *La crise dans la représentation. Photographie, Média & capitalisme, 3. Corée/France*
159 Gilles Picarel (dir.), *L'extériorité à l'épreuve de l'*autre
160 Michel Godefroy, *Esthétique de l'art médical*
161 François Soulages & Raphaël Yung Mariano (codir.), *Existence & photographie*
163 François Soulages (dir.), *Éloge du philosopher*
164 François Soulages (dir.), *Éloge de la recherche*
165 François Soulages (dir.), *Éloge de l'esthétique*
166 François Soulages (dir.), *Éloge de la photographie*
167 S. Kalla & B. Oruç (codir.), *Intelligence artificielle : risque ou opportunité ?*
172 F. Soulages, A. Adam & A. Radvánszky, *Visage à voir, visage à lire*
174 François Soulages (dir.), *Existence & littérature*
175 RETiiNA.7, *Peut-être*

Les autres titres de la Collection *Eidos* sont donnés à la fin de ce livre

RETiiNA·International

Vladimir Mitz

Chirurgie esthétique & photographie

L'Harmattan

Dans la même collection

Michel Godefroy, *Chirurgie esthétique & frontières de l'identité*

Vladimir Mitz, *La transgression des frontières du corps. La chirurgie esthétique*

Raquel Fonseca, *Portrait & photogénie. Photographie & chirurgie esthétique*

5-7, rue de l'Ecole-Polytechnique, 75005 Paris

http://www.editions-harmattan.fr

ISBN : 978-2-336-43887-0
EAN : 9782336438870

Introduction

Objet du désir et de l'idéalisation,
la photo n'offre que l'illusion d'une présence
et le confort d'une idée de pérennité qui défie la mort.
Raquel Fonseca

Pourquoi encore un livre sur la chirurgie esthétique et la photographie ?

Le livre publié dans la même collection par Raquel Fonseca, *Photogénie et chirurgie esthétique*, aborde le point de vue d'une artiste photographe et philosophe sur les rapports obsédants de l'image plus ou moins altérée par un acte chirurgical, visant à obtenir une irradiation de beauté qui peut parfois tourner à l'insatisfaction ou à la contestation. Il s'agit ici d'un livre dont le point de départ est la réalité photographique en tant qu'objet possédant une valeur immédiate mais transitoire qui est à la base des modifications que le chirurgien va apporter à un être humain qui se confie à lui. C'est donc un livre profondément ancré dans le matériel et dans la perspective d'une évolution du corps humain par opposition à la perpétuation impossible d'une photographie prise à un instant T. Le livre de Raquel Fonseca traite plutôt des photos de haute volée, à contenu artistique, en tout cas essayant de donner un rendu artistique pour un instant d'éternité. Portrait et photogénie, tel est le domaine de l'exploration de Raquel Fonseca.

J'ai conçu un plan différent pour cet ouvrage, explorant un domaine en pleine explosion quantitative. Il fait une part belle à un autre instrument indispensable au chirurgien esthétique : la photographie en tant que témoin inaltérable d'une situation physique que l'on est amené à modifier dans un sens ou dans un autre en fonction du désir du patient. Celui-ci est libre d'accepter ou de refuser les risques de ces modifications ; il est penché au-dessus de sa photographie actuelle, qui lui sert de tremplin pour sauter dans l'inconnu de la cicatrisation.

Cette mystérieuse évolution encore inconnue pour la grande majorité de son déroulement biochimique, et qui survient après le travail chirurgical supposé aussi parfait que possible. Malheureusement, l'évolution pleinement satisfaisante est loin d'être toujours présente, car, dans environ 2 % des cas, les opérations virent au cauchemar de l'échec ou de l'insatisfaction délabrant le sujet. Sur les millions de patients qui sont opérés chaque année, cela fait un grand nombre de malheureux, de mécontents qui ne regardent pas leur photographie préopératoire avec une grande satisfaction, mais plutôt avec un certain désespoir.

Cet ouvrage n'est pas écrit pour valider le caractère artistique du chirurgien esthétique qui doit pratiquer son art avec ses mains, plutôt qu'avec son seul regard : à force d'évaluer la beauté de l'autre, ou les signes discrets de dysmorphie - mais parfois pas tant que cela - qui constituent ce que l'on appelle une laideur, laideur que parfois seul le patient remarque, ou que des amis considérés comme tels vont signifier au désespéré ; cela est particulièrement grave s'il s'agit d'enfants ou d'adolescents victimes des vexations habituelles des cours de récréation, critiques aujourd'hui amplifiées par les réseaux sociaux, siège d'un véritable déluge de harcèlements difficilement répressibles. Ces petits signes de dysmorphie ou de laideur dépendent beaucoup de la lumière incidente : la qualité de l'éclairage y fait beaucoup.

Fruit d'une quantité énorme d'images qui peuvent être prises si facilement, l'image numérique n'est pas immédiatement flatteuse ; peu d'apprêts et de technique évoluée (malgré les ajouts hypothétiques et pas si efficaces que cela de l'intelligence artificielle) pour prendre la photo ; on est loin de la précision et de la préparation nécessaires pour prendre et réussir les images argentiques d'autrefois -encore que ce procédé retrouve un certain regain d'intérêt auprès d'*aficionados* devenus passionnés et irréductibles !

J'ai vécu une cinquantaine d'années de pratique de la chirurgie réparatrice et esthétique et, par conséquent aussi, d'un nombre incalculable de photographies avant après (malheureusement dans certains cas, seulement avant : car les patients ne sont pas revenus pour l'après, ou bien au contraire des images sont devenues inexploitables parce que j'avais raté la photo de la patiente avant !).

Je peux affirmer que la pratique photographique fait complètement partie de mon exercice professionnel quotidien.

D'ailleurs, en tant que chirurgien esthétique praticien, on ne se considère jamais comme un photographe de talent, mais bien plutôt comme un chirurgien basique à l'écoute de ses patients ; ce n'est que très récemment que j'ai adjoint des photos de patients réalisées d'une façon plus ludique que celle d'une image froide avant après ; je demande à certains patients sympathiques (et pas trop pressés) de se placer dans un fauteuil, de me regarder avec une main posée sous le menton ou avec une expression qui peut leur faire plaisir ; quand ils reçoivent la photo prise en plus du jeu normal pour étudier leur cas, cette photo, qui est censée réaliser un portrait plus agréable à regarder que nos photos professionnelles dignes d'une gendarmerie de province, leur fait plaisir : c'est la seule qu'ils affectionnent et ils s'y reconnaissent un peu… Cette photo offerte en prime sera agrandie avec un tirage effectué en format 18x24 cm sur papier glacé grâce à une imprimante dédiée.

Au fur et à mesure des années qui ont passé, la pratique de la photographie a aussi débouché sur l'utilisation de programmes informatiques sur ordinateur, qui permettent un *morphing* ajusté pour chaque patient. Il m'a donc semblé pertinent d'analyser aussi cette pratique, en étant conscient que le travail en deux dimensions sur écran reste assez rudimentaire, alors qu'il existe actuellement des outils pour travailler en trois dimensions ; mais ce travail en trois dimensions consomme beaucoup de temps ; de plus les investissements sont très importants et ne sont guère rentabilisés par la pratique chirurgicale actuelle d'un chirurgien d'activité moyenne, installé en libéral, sans disposer des moyens considérables de recherche et d'innovation que l'on peut obtenir en milieu hospitalier et universitaire.

Enfin il m'est apparu qu'il était indispensable de revenir sur l'histoire et les procédés utiles, les incidences et détails de ces pratiques photographiques dans le cadre de la chirurgie esthétique, de façon à dégager un élément qui est commun à tous les praticiens de notre spécialité ; il est vrai aussi que tous les chirurgiens esthétiques et réparateurs ont recours à la pratique photographique en argentique ou en numérique ; il y en a très peu à ma connaissance qui ont viré vers le versant artistique de la pratique photographique et se considèrent comme des photographes quasi professionnels dont ils pourraient revendiquer le statut - compte tenu du nombre de photographies effectuées ; mais ceci n'est pas inscrit, obligatoirement, dans leur tempérament ni dans leurs recherches ou hobbies, en dehors de leur pratique chirurgicale.

Ce livre est donc un complément à celui écrit par Raquel Fonseca sur photogénie et chirurgie esthétique, sous la direction de François Soulages, dans la collection *Eidos* des éditions L'Harmattan. Il s'agit de la vision d'un chirurgien confronté à la nécessité de pratiquer des photographies sans aucune approche artistique, et qui doit dans certains cas utiliser des logiciels de transformation de l'image pour valider un plan thérapeutique crédible.

Le docteur Rami Selinger a produit un livre essentiel sur le chirurgien esthétique et l'image ; d'ailleurs, selon sa conception, le chirurgien esthétique est un chirurgien de l'image plus que du réel, puisqu'il doit avant tout penser aux images à obtenir avant même que d'inciser dans la chair humaine !

Cette introduction n'a pas le brio de celle du Professeur Ivo Pitanguy, d'une teneur quasi métaphysique, au début du livre de Raquel Fonseca. Je souhaite plutôt m'adresser au lecteur moyen, moins cérébral que curieux, pour constater la place de l'image dans le cadre de l'exercice de la chirurgie esthétique, en la séparant de toute idée de créativité artistique – c'est bien cela qui est paradoxal – pour finalement réaliser que cette activité stakhanoviste de prendre toujours des photos de ses patients est déjà une première démarche créative dans le sens où elle donne à voir et permet d'imaginer.

Mes remerciements à tous ceux qui m'ont aidé à réaliser ce livre.

1er moment

LA PHOTOGRAPHIE : MOYEN DE MÉMOIRE

Chapitre 1

Historique de la pratique photographique
en chirurgie esthétique

Les premiers livres traitant de chirurgie esthétique présentaient des illustrations grâce à des dessins faits à la main par des artistes remarquables. Ce fut un chirurgien allemand, Adalbert Bettman qui en 1927 utilisa, pour illustrer un avant-après, un appareil photographique. Un des premiers chirurgiens à avoir publié des photographies avant-après des liftings cervico-faciaux fut le célèbre chirurgien berlinois Jacques Joseph ; en 1929, cet immense créateur de nouvelles techniques de rhinoplasties (qui perdurent jusqu'à nos jours), mais aussi de liftings et plasties mammaires publia, (dans son livre fameux sur la chirurgie esthétique et réparatrice publié à Berlin) des photos avant-après de patients ; on peut dire que son livre est véritablement le premier traité de chirurgie esthétique assez complet, traitant de moult pathologies et disgrâces corporelles ; cet ouvrage de collection, immense traité de chirurgie plastique et esthétique, est illustré de schémas et aussi de photographies des cas opérés depuis les années 1905.

Une traduction américaine popularisa ce chirurgien visionnaire et le rendit à jamais fameux et admiré. D'ailleurs deux de ses élèves, les docteurs Aufricht et Safian se sont installés aux États-Unis ; ils ont propagé la technique de rhinoplastie à la communauté chirurgicale de cet immense pays, et initié une demande croissante de chirurgie dans la population avide de nouveautés.

Pour en revenir à la photographie, les mystères de la chambre noire étaient connus depuis la Renaissance ; il semble d'ailleurs que Vermeer ait pratiqué de la peinture à partir de ses visions au travers d'une chambre noire. Joseph Nicéphore Niepce, né en 1765 à Chalon-sur-Saône, est crédité avec son frère Claude des premières recherches de transfert lumineux sur des plaques enduites de matériaux divers afin de conserver une image lisible. En effet c'est progressivement que des amateurs en sont venus à l'idée qu'il fallait graver un rayon lumineux sur des supports chimiques, puis révéler cette image pour observer un résultat intéressant. Ainsi, pendant plus d'un siècle, ce sont les chimistes qui vont permettre l'essor de la photographie, car ils ont compris qu'il fallait enregistrer les rayons lumineux sur des plaques impressionnables, afin d'enregistrer les informations transmises par les objets sur lesquels la lumière se reflète. Nicéphore Niepce fut le novateur qui utilisa le bitume de Judée. Sur une plaque métallique en étain poli, enduite de bitume de Judée, il obtint une image utilisable ; après ablation du bitume et traitement de la plaque, il révéla l'image cachée et préservée. Il fut ainsi à l'origine de l'héliogravure dès 1816 ; cette héliogravure représentait un religieux qui plus tard devint pape !

La première photographie en tant que telle semble pouvoir être datée de 1827. C'est une héliographie prise par Nicéphore Niepce, à la pointe du Gras, que son associé Daguerre va développer pour mettre au point une vraie technique de photographie originale. Daguerre se targuera plus tard de la propriété intellectuelle de l'invention de la photographie... L'histoire revisitée démontrera qu'il aura fallu une journée d'exposition dans une *camera Obscura* pour obtenir le cliché qui sera considéré comme la première photographie pratiquée au monde, donc attribuée à Nicéphore Niepce, le vrai initiateur de la révolution photographique.

Les développements rapides des procédés photographiques

Les frontières de la science de la technologie et de l'art ne sont certainement pas tombées, elles sont cependant devenues perméables. Raquel Fonseca

Le développement progressif du procédé initié par Joseph Nicéphore Niepce prit environ 5 années pour devenir fiable et reproductible ; Daguerre fut la cheville ouvrière de ces développements techniques ; mais ce fut en Angleterre que le système des daguerréotypes se développa grâce aux travaux de William Henry Fox Talbot (1800-1877), qui était en concurrence frontale avec Daguerre, l'associé de Niepce, dont il utilisait la technique,

Fox Talbot était un savant assez universel ; ses photos étaient obtenues au travers d'une chambre noire spécialement conçue ; on le crédite donc d'avoir réellement mis au point le procédé photographique qui partait des négatifs, pour obtenir un positif comme cela se fait en photo argentique classique.

Évidemment, le succès incroyable de ces photographies auprès du public a entraîné le développement d'une multiplicité d'appareils différents, et incité des photographes amateurs à chasser dans leur objectif des célébrités de l'époque : un succès commercial remarquable, un peu superposable à ce que nous avons connu avec la firme *APPLE* !

L'application à la médecine de ces photographies n'a pas tardé à se manifester notamment de la part des chirurgiens esthétiques travaillant sur les formes du corps et surtout du visage ; ils pouvaient ainsi illustrer des cas médicaux singuliers, et aussi prouver au public la réalité de leurs opérations nouvelles en matière de chirurgie réparatrice et esthétique.

Des photos avant-après mieux que des dessins d'illustration

Les premières photographies médicales pratiquées par les chirurgiens novateurs à la fin du 19e siècle et au début du XXème siècle avaient deux buts bien précis :

1) Montrer la réalité des résultats obtenus par une technique opératoire nouvelle qu'ils avaient mis au point , photographies publiées dans des articles de journaux et aussi dans des livres achetés par d'autres collègues afin de les persuader de la pertinence de leur action chirurgicale ; jusqu'à la période des photographies, les chirurgiens qui écrivaient des livres ne disposaient que de la possibilité de faire des dessins reproductibles comme on le constate dans le livre de Strange Kolle, célèbre chirurgien plasticien américain des années 1930.

2) Du fait de l'existence de journaux d'époque, les chirurgiens tentaient déjà de populariser leur méthode, en pratiquant ainsi une expérience publicitaire détournée, afin d'augmenter leur patientèle et

attirer de nouveaux candidats qui rêvaient de ces opérations nouvelles.

La qualité de ces photographies est très inférieure à celle qui est pratiquée au XXIème siècle, mais néanmoins elle constitue une preuve indubitable de l'inventivité des opérateurs et de leur désir de mettre à la disposition de leurs contemporains une illustration sans triche des techniques novatrices qu'ils avaient eux-mêmes inventées et qu'ils désiraient populariser

Les photos d'époque étaient en noir et blanc, il n'existait aucun droit de propriété du patient sur sa photo ; on retrouve ces avant-après dans des livres de chirurgie de la fin du XIXème siècle, et au tout début du XXème siècle, notamment dans les livres de l'Américain Roe et de l'allemand Jacques Joseph ; plus tard, les livres chirurgicaux traitant de la chirurgie des seins arboraient des patientes porteuses d'un masque loup noir, pour protéger – si peu – leur anonymat.

Ces photos servent ainsi à authentifier les promoteurs d'opérations révolutionnaires qui ont entraîné le développement de la chirurgie plastique et surtout esthétique, d'autant plus que les journaux de l'époque étaient déjà très friands de ce que nous appelons aujourd'hui les indiscrétions des "*people*" !

En fait, on ne peut être que frappé et agréablement surpris par la qualité des résultats chirurgicaux obtenus, notamment par le pionnier américain de la rhinoplastie esthétique John Orlando Roe, puis par Jacques Joseph à Berlin.

Le docteur Roe était un chirurgien a tendance ORL, qui semble être véritablement le premier à avoir proposé une chirurgie d'ablation de la bosse du nez par l'intérieur des narines sans cicatrice visible-tout cela sous anesthésie locale à base de dérivés de la cocaïne.

En revanche, le docteur Jacques Joseph peut être considéré comme le véritable inventeur de la rhinoplastie moderne, puisqu'il a mis au point les instruments que l'on utilise encore aujourd'hui, ainsi que la séquence logique des gestes chirurgicaux et des soins post-opératoires qui conduisent à de bons résultats, comme on peut le voir dans le traité qu'il a publié (« *Die nasenplastik* »), et qui est rempli de photographies avant-après justifiant ma grande admiration et celle de tous les chirurgiens plasticiens de l'époque. Du fait de l'éruption de la guerre 39-45, ce furent ses élèves Aufricht et Safian qui importèrent ses techniques aux États-Unis, et ont permis le développement de la chirurgie esthétique outre-Atlantique.

Chapitre 2

L'évolution des techniques photographiques

Le temps de ma pratique

La conscience de l'importance des clichés photographiques n'a pas immédiatement frappé mon imagination ; il a fallu pour cela que je fréquente des services de chirurgie plastique et reconstructrice ; c'est surtout en cours de mon stage d'interne puis de chef de clinique dans le service du professeur Dufourmentel puis chez Raymond Vilain à l'hôpital Boucicaut que l'importance de la dimension photographique me fut révélée.

Une photographe professionnelle, mieux qu'un chirurgien photographe amateur

Comme aux États-Unis, une photographe nommée Chantal était prédisposée aux photographies avant et après au cours des consultations de Raymond Vilain, qui fut mon maître : il voyait les patientes pour la première fois, et exigeait des photos très précises pour étoffer le dossier ; après l'opération, la comparaison était alors facile et rassurante pour les patientes ainsi rassurées et acceptant la cicatrisation même imparfaite, ou qui prenait du temps ; elles pouvaient constater le point de départ et ne doutaient plus du point d'arrivée.

Une documentation exceptionnelle a pu ainsi se construire, car Chantal faisait à la fois des diapositives couleur et des tirages couleur en 13x18 cm, clichés aisément stockés dans les dossiers pour facilement comparer l'évolution pour chaque patient. Certes j'avais déjà vu l'action documentaire d'une femme photographe professionnelle dans le service du professeur Paul Tessier à l'hôpital Foch de Suresnes : ce génial inventeur de la chirurgie crânio-faciale avait su s'entourer d'une photographe professionnelle et d'une dessinatrice à l'habileté confondante, pour documenter ses travaux de recherches cliniques.

Les photos professionnelles en chirurgie aux États-Unis

Ce fut aux États-Unis, en 1974-1975, pendant que j'y étudiais la chirurgie esthétique et la microchirurgie dans le service du professeur Millard à Miami, et Harry Buncke à San Francisco, que la photographie médicale m'est apparue comme étant était un art en soi-même, pour lequel il fallait faire des études spécifiques, ou bien avoir un talent particulier pour occuper le terrain de photographe médical dans un service de chirurgie plastique.

En effet, Ralph Millard, chirurgien exceptionnel, ne vivait que pour la perfection artistique. Aussi bien dans le maniement de son bistouri ambitieux que dans la réalisation d'une équipe qui comportait un photographe professionnel, chargé, en plus d'une illustratrice médicale, de prendre des photographies, calibrées, standardisées avec une lumière très étudiée en fonction du sujet à mettre en valeur ; en effet ces photos étaient destinées à illustrer des ouvrages fabuleux que cet auteur scientifique et écrivain exceptionnel a réalisés tout au long de sa vie.

Ralph Millard avait même été étudier avec le célèbre Professeur Gillies, le chirurgien des pilotes de la RAF dont le visage avait été brûlé, mais qui ont survécu ; Millard avait pris une grande quantité de photos, et réalisé un avec lui livre sur les principes de la chirurgie réparatrice. Revenu aux États-Unis, il se fit entourer progressivement par des jeunes professionnels les plus brillants, qu'ils soient des dessinateurs émérites, afin d'illustrer ces innovations chirurgicales, ou des photographes enthousiastes, afin de publier des livres précieux que j'ai pu acquérir à grands frais ; ils sont la marque d'un véritable génie créatif qui pensait qu'un livre doit être beau, plein de photos avant- après, plein de photos peropératoires, et plein de photos d'évolution pour justifier la qualité de ses techniques chirurgicales constamment remises en question et affinées au fur et à mesure des rééditions !

Un photographe bien amateur, moi-même !

À cette époque, je jugeais parfaitement irréaliste, pour moi, la possibilité de reproduire un tel schéma professionnel du fait du coût exorbitant que tout cela impliquait. Je devais donc prendre les photographies moi-même, m'orientant vers l'achat d'un appareil photographique d'origine japonaise, et confrontant mes techniques de photo avec celle d'assistants jeunes et brillants tel le docteur Michel Ebelin, qui devint un grand chirurgien de la main, et un fidèle utilisateur des appareils photo de la marque Olympus. J'avais un petit faible pour les appareils Nikon, et aussi pour les Polaroid dont on avait un résultat immédiat après la photo ; les investissements en matériel photographique étaient lourds mais primordiaux pour celui qui voulait avoir une carrière de chirurgien inventif capable de faire des publications que les journaux médicaux pouvaient retenir avec confiance.

Je dois avouer que malheureusement j'étais parfois trop pressé pour prendre ces photos, et que le réglage de la vitesse, de l'ouverture, de l'obturateur, des filtres, tout cela m'énervait passablement – d'où un grand nombre de flous qui m'ont bien perturbé et soumis à une critique acerbe de la part des rédacteurs des revues professionnelles, très intéressés par les textes que j'écrivais, et totalement réticents et critiques à l'égard de mes photos prises à la va-vite.

Je consulte avec la photographe Chantal

Au cours de mon stage dans le service du professeur Vilain, qui s'intéressait aussi bien à la chirurgie de la main, à la chirurgie réparatrice des membres, et à la chirurgie de la silhouette féminine et masculine, J'ai la chance, du fait de ma position de chef de clinique assistant des hôpitaux de Paris, puis de praticien des hôpitaux de Paris, de consulter avec une psychologue hospitalière mais aussi avec une photographe professionnelle ; elle était appointée, payée – Ô grand miracle – par l'Assistance publique, dont le directeur général était un ami personnel de Raymond Vilain ; cette très gentille photographe, Mademoiselle Chantal, dont j'ai parlé précédemment, m'a enseigné les rudiments de la prise de photo en chirurgie, l'art de décaler l'objectif pour éviter une illumination frontale par un flash inopiné, et l'analyse fine de la peau des patients pour régler l'ouverture des appareils photo, ce qui à l'époque n'était en rien automatique et fiable sans un vrai sixième sens extra-cortical !

Ce fut le temps des diapositives ; il fallait les nommer et les classer sans cesse et sans fin ; des pellicules, qu'il fallait placer dans l'appareil, enrouler, dérouler, en évitant que les rouleaux vierges ne soient exposés à une lumière inattendue qui détruisait immanquablement l'ensemble de la pellicule…

Les assistants les plus jeunes du professeur Vilain rivalisaient d'expertise et de tentations pour acheter les appareils les plus nouveaux, montés avec des flashs annulaires, ou des lumières additionnelles façon Studio Harcourt !

La période difficile des diapositives

Se voir et être de plus en plus visible à faire en sorte que l'artificiel gagne de plus en plus sur le naturel. Raquel Fonseca

Ce temps des diapositives se rappelle bien à moi puisque j'en ai encore des armoires pleines remplies de tous les différents cas opérés pendant 30 ans : les diapositives étaient classées dans des classeurs en plastique transparent ; Pour les présenter à des congrès, il fallait les placer dans des chariots circulaires insérés dans un projecteur surpuissant, mais qui chauffait énormément et qui pouvait cuire les diapositives les plus précieuses…

Chantal, la photographe professionnelle, faisait toujours faire un tirage couleur de toutes ses diapositives, clichés qu'il fallait placer dans les dossiers des patients, ce qui permettait un suivi parfait et permettait aux patients de voir à quoi ils ressemblaient avant l'intervention.

Ce n'est que très récemment qu'on a commercialisé des systèmes qui permettent de numériser les diapositives avec une bonne qualité de rendu et sans trop de perte de temps…

Le système génial des polaroids

Le Professeur Vilain avait lui résolu le problème de l'illustration avant-après des patients par l'acquisition d'un système Polaroid ; ce système avait été inventé par Edwin Land, un ingénieur américain astucieux qui voulait faire plaisir à sa fille, désireuse de voir les photos de suite après le clic de la prise de vue ! Nous l'avons adopté pour faire des photographies des cas graves en urgence ; j'ai moi-même vite adopté cette technique onéreuse jusqu'au moment où les fabricants ont cessé la diffusion des films Polaroid – si extraordinaires – qui se développaient en dix secondes ; et de plus appareils et pellicules étaient extrêmement résistants.

Cette astuce géniale nous a permis de discuter tous les matins des cas graves avec des photos à l'appui, de grande valeur médico-légale ; en effet, en urgence, pendant les gardes, nous recevions des cas extrêmement complexes, notamment en matière de chirurgie traumatologique de la main ou des membres ; ces Polaroids qui coûtaient un prix fou ont permis à toutes les équipes de garde de montrer le lendemain matin au staff de débriefing des gardes, très chargées de toutes les nuits d'urgence, des clichés superbes, incroyables et jamais superposables, ce qui permettait de discuter des techniques innovantes que chaque collègue avait essayé d'utiliser pour traiter ces cas difficiles, pour lesquels il n'y avait pas de solutions encore écrites dans les livres…

Illustrer des cas rares et des innovations chirurgicales

Plusieurs innovations de technique opératoire en première mondiale ont été ainsi pratiquées dans la plus grande discrétion, et discutées devant le Professeur Vilain, stupéfait et rassuré, le lendemain matin suivant l'acte chirurgical ; je me rappelle par exemple de l'innovation du docteur Leviet qui avait inventé en urgence le traitement esthétique d'une amputation non replantable du 4e doigt par une ostéotomie intra carpienne révolutionnaire !

Ceci a permis de redonner une main esthétique à 4 doigts au patient blessé, où on ne percevait pas le manque d'un rayon digital, comme c'est le cas dans les mains des personnages de dessins animés qui en général ne comportent que 4 doigts au lieu de 5, ce qui rend le dessin plus élégant puisque la main devient moins large.

Le triomphe des appareils numériques

Avec le numérique, la photographie contemporaine ne cherche plus à faire face à la ressemblance mais tente de produire davantage des images dont la frontalité déplace la vision photographique comme fin en soi. Raquel Fonseca

Le temps des Polaroid se termine avec la fermeture du fabricant des pellicules dans les années 2000 ; parallèlement vint le temps du développement des clichés numériques et de la course aux mégapixels. Les appareils numériques s'amélioraient tous les ans, au travers d'une électronique très sophistiquée dans des appareils légers, eux-mêmes progressivement remplacés par des smartphones invraisemblablement puissants, fiables, et de plus en plus onéreux, d'autant qu'il fallait en changer pratiquement tous les 2 ans. Plus besoin de rembobiner les pellicules, de pleurer sur l'absence de netteté, mais quelque part tous ceux qui avaient connu l'argentique regrettaient la disparition des somptueuses images que ce dernier procédé procurait. Paradoxalement, on assiste de nos jours une reviviscence de l'intérêt pour les clichés et les appareils argentiques, avec leur imprévisibilité de qualité de chaque image, et la nécessité de bien cadrer à chaque fois, de mesurer la lumière, d'apprécier le fond, et de dégager le sujet, toutes choses que nous avons oubliées depuis la phase du numérique pour des prises de vue contemporaines.

L'évolution fut à peu près la même en matière de vidéo ; pour faire quelques petits films montrant la qualité de nos résultats chirurgicaux en matière de réparation des tendons ou de réimplantation des membres, nous faisions appel un producteur de films de vidéo professionnelles, dont le cameraman vedette était monsieur Zadikian Armand. Avec un humour indomptable et une gentillesse de tous les instants, il nous a appris à réaliser des films de qualité supérieure avec ses gros appareils de prise de vue venus tout droit des studios de télévision.

Pour notre part nous n'avions que des caméras avec des cassettes qu'il fallait régulièrement changer ; le montage des séquences était difficile mais pas impossible ; nous avons pu ainsi réaliser plusieurs petits films présentés au cours des congrès professionnels de chirurgie plastique ou de chirurgie de la main.

Le film *L'As de pique* présenté à la Biennale de Venise

D'ailleurs, un de ces films a concerné une chirurgie spécifique au niveau des seins ; j'ai appelé ce film *L'As de pique*, car j'y faisais apparaître et disparaître des cartes à jouer ; tout chirurgien plasticien est un peu prestidigitateur !

Le sujet a paru suffisamment intéressant à un ami agent de stars, et du créateur Fabrice Hyber pour que ce film soit sélectionné au Festival de Venise, dans le pavillon français où était invité cet artiste. Il était le représentant français choisi par le ministère de la culture cette année-là ; il avait décidé d'organiser une sorte de studio de télévision ou plusieurs films expérimentaux passaient en boucle ; le film « L'As de pique » en était, Fabrice Hyber a remporté le grand prix de ce festival de Venise pour son idée novatrice et originale.

Chapitre 3

Évolution des techniques et photos 3D

Les photographies utilisées au début du siècle en chirurgie esthétique avaient pour but essentiel de documenter les cas qui étaient opérés ; ces photos attestent de la qualité technique des chirurgiens de l'époque ; seules les photographies authentifient leur pratique, pour un certain nombre d'entre eux. Ces photographies étaient publiées dans des livres de techniques chirurgicales ou dans des articles ; certains utilisaient déjà ces clichés pour leur publicité personnelle dans les journaux de l'époque, afin de frapper les imaginations et de récolter davantage de patients, par une démonstration du résultat avant-après, ce qui prouve que cette tendance a toujours existé depuis l'invention de la photographie.

L'existence de photographes au sein des hôpitaux publics en France date des années 70 ; mais déjà avant cette époque certains chirurgiens utilisaient les photographes professionnels dans leur pratique de consultation et de suivi après les opérations. Cette attitude était très connue aux États-Unis, puisque je l'avais moi-même observé, notamment auprès du Professeur Millard à Miami ; ce chirurgien exceptionnel, qui avait inventé une nouvelle technique de traitement des fentes labio-palatines chez les nouveau-nés, avait besoin – lui comme Paul Tessier, le chirurgien de génie inventeur de la chirurgie crânio-faciale qui permet de resculpter la tête des monstres malformés – de s'entourer de professionnels appointés pour réaliser les prises de vue au bloc opératoire.

Cela faisait beaucoup de monde pendant les opérations ; il fallait accepter de s'arrêter d'opérer un instant, de respecter les claps de prises de vue, de rester silencieux pendant les séquences filmées.

L'évolution vers la photographie 3D

La stéréophotographie est une méthode très ancienne qui date des années 1838, c'est-à-dire née pratiquement au même moment que la photographie par impression chimique sur les plaques de Daguerre ; on crédite l'anglais Wheatstone d'avoir inventé la stéréophotographie. Puis Brewster et enfin Holmes ont simplifié ces appareils, et permis leur diffusion à usage quotidien pour le grand plaisir des amateurs curieux de voir en relief.

Il s'en est suivi la multiplication des appareils photo binoculaires, le principe essentiel étant la dissociation du passage de la lumière entre l'œil droit et le gauche, afin de créer une impression de relief ; quand j'étais adolescent j'adorais regarder le palais de Versailles et ses jardins au travers d'un stéréoscope qui donnait une impression de relief bluffante !

Aujourd'hui, en chirurgie esthétique, l'usage des photographies en 3D ou stéréophotographie n'est pas du tout répandu ; il existe cependant des appareils et des sociétés qui sont basées sur ces prises de vue en trois dimensions, telle la société *Crisalix*, ou la société *Canfield*, ou *Mirror image*.

Les raisons pour le retard à la diffusion de ce procédé dans le quotidien des chirurgiens plasticiens sont nombreuses ; elles sont essentiellement liées au prix excessif de ces appareillages, et au logiciel nécessaire pour les mettre en œuvre ; il faut donc de l'argent, de la place et du temps en quantité beaucoup plus importante que pour les photographies standard de type numérique ; mais à l'évidence ces techniques de prise de vue en trois dimensions vont constituer un grand progrès quand leur usage sera facilité, et que la projection en congrès sera possible avec des installations standardisées ; en effet la perception des reliefs et des volumes va être essentielle quand il s'agit de comparer des techniques de plastie mammaire ou d'opération au niveau de la silhouette.

Nul doute qu'il est plus convaincant d'évaluer en photographie croisée la diminution de la masse graisseuse abdominale des fesses, des flancs et de la culotte de cheval, plutôt que de ne considérer que les contours sur des photographies en 2 dimensions.

Cette évolution vers la 3D n'est pas encore rentrée dans les mœurs, car la stéréophotographie reste balbutiante ; il existe des possibilités techniques que les amateurs de stéréophotographie connaissent bien ; l'irruption de l'intelligence artificielle dans la conception des appareils de stéréophotographie va certainement rendre ce système opératoire pour tous, en faciliter l'utilisation, ce qui va aussi les démocratiser ; pour nous, chirurgiens, cela sera une étape majeure pour encore mieux comprendre le volume, évaluer les résultats de nos opérations, comparer nos résultats, et aussi pouvoir les démontrer au patient avec une justesse et une précision encore inégalée.

Il est aussi utile de signaler qu'il existe des procédés de vision stéréo-photographique plus simples : technique des bandes parallèles sur des cartes postales donnant une impression de relief, ou d'autres procédés, mais qui n'atteignent pas la qualité des deux images décalées donnant une impression de relief très impressionnante : citons les stéréographes à deux couleurs, rouge et cyan, qui nécessitent des lunettes polarisées spéciales ; on en a eu de grands exemples au cinéma pour rendre impressionnante la sensation de relief dans des films grand public quasi expérimentaux tel AVATAR de John Carpenter.

L'invention de l'holographie n'est pas encore passée dans le domaine de la documentation chirurgicale ; peut-être l'essor des jeux vidéo, et des programmes informatiques qui en génèrent les images saisissantes de réalisme et de relief, pourra contribuer au développement des photographies en trois dimensions à usage chirurgical, voire même quotidien…

Chapitre 4

Évolution des goûts

Beauté photographique

Je me suis posé la question de savoir comment on pouvait caractériser la beauté depuis les années d'après la guerre 1939-1945 ; un des moyens de répondre à cette question difficile est peut-être d'envisager qui ont été les vedettes iconiques de la télévision naissante, surtout au niveau du cinéma, et ainsi quelles furent les vedettes emblématiques année après année ; cela permet d'envisager une étude précise des traits physiques de ces stars incontestées ; cela ne préjuge en rien de leurs qualités intellectuelles ; je dois dire que j'ai toujours été frappé par l'intelligence de ces femmes qui ont bouleversé de nombreux cœurs qu'elles ne connaissaient pas, ce qui n'a pas empêché leur vie d'être parfois un désert sentimental ; la grande beauté de ces femmes célèbres, la réussite médiatique et professionnelle ne sont nullement des gages de succès dans leur vie privée – encore un paradoxe qui est assez facile à expliquer, car au cours de toute cette époque qui n'est pas révolue, la rencontre de l'autre reste problématique, hasardeuse, malaisée, et parfois déconcertante ; espérer l'autre n'est pas toujours couronné du succès que l'on est en droit d'attendre quand on est une personne à la tête bien faite, au corps désirable, mais tributaire de cercles de rencontres aussi aléatoires pour la plus belle des femmes que pour celles moins bien pourvues, et qui ont la chance de tirer le bon numéro au jeu cruel des amours réciproques !

Hedi Lamarr 1914-2000

Hedi Lamarr est une de mes actrices préférées, car elle a réussi à conjuguer la beauté physique absolue, à laisser transpirer une sensualité et une sensibilité hors du commun, et de plus a manifesté des dons au niveau intelligence et créativité hors du commun – dont la découverte avant l'heure des transmissions secrètes de type WIFI ! Ce fut invraisemblable pour une femme presque autodidacte, capable d'inventer ce qui deviendra une arme de guerre avant de devenir le wifi que nous utilisons tous !

Elle fut considérée comme une des plus belles femmes du monde. Immigrant aux États-Unis, à peine célèbre comme actrice débutante et sensuelle après un début de carrière en Europe avant 1939, elle y développe une flamboyante personnalité, très instable dans ses choix masculins ; d'abord de grand succès, mais contestée à l'époque comme actrice, elle est devenue paranoïaque à la fin de sa vie ; au moment de sa plénitude, elle est la quintessence de la femme photogénique et belle. Un front gigantesque, des sourcils hémicirculaires, de grands yeux profondément enfouis dans les orbites, un visage parfait sans sillons nasogéniens marqués, ce qui lui conférait un visage toujours frais, jeune, lisse, quoique asymétrique. La moitié droite de son visage était plus développée que la gauche, ce qu'elle compensait par une coiffure astucieusement asymétrique également ; sa bouche est naturellement pulpeuse avec une lèvre supérieure très développée, ce qu'elle met en valeur par un rouge à lèvres assez foncé qui attire immédiatement l'attention en laissant supposer une sensualité exacerbée. Son nez est fin, primesautier, parfait, un peu relevé et à la pointe bien dessinée, mettant en valeur le restant de son visage, comme un volcan gracieux sur un paysage de collines attirantes. Outre qu'elle fut particulièrement belle, Hedi Lamarr fut aussi un grand inventeur puisqu'elle contribua à mettre au point le système du wifi et que jusqu'au bout de sa vie elle se passionna pour les recherches et les découvertes scientifiques dans le domaine de la transmission des ondes.

Marilyn Monroe 1926-1962

La beauté de Marilyn a quelque chose de stupéfiant : elle est empreinte de la projection de sa force spirituelle et de son intelligence ; petite jeune fille campagnarde au début, c'est à force de combats quotidiens, esprit contre doutes et corps à dompter, qu'elle mène la bataille insensée pour débuter, se faire opérer (bien !) du nez et du menton, et s'accrocher en poésie, charme et grâce aux acteurs ténors de l'*Actors Studio* !

Elle est parvenue au plus haut sommet de Hollywood. Si on regarde attentivement son visage, relativement asymétrique, et décoré par un petit *nævus* (artificiel ?) au niveau de la joue gauche, on remarque un équilibre parfait entre les trois étages de la face : front, région nasale centrale, et contour du visage avec le menton. La pommette droite est plus marquée que la gauche, la bouche est pulpeuse, parfaite, presque lippue, boudeuse, mais s'ouvrant grand dans un sourire éclatant ; les lèvres s'ouvrent en un sourire dévastateur sur une dentition parfaite. La longueur du cou est normale, il n'est pas court, et il surmonte un corps d'une féminité qui a fait ses preuves ; il semble que très jeune Marilyn Monroe a modifié la pointe de son nez, mais nous n'avons pas des preuves formelles ; la comparaison des photographies entre ses 18 ans et ses 25 ans montre qu'il existe un affinement de la pointe nasale, qui ajoute une forme d'impertinence, de gaieté, et de séduction à son visage flamboyant. Lorsqu'elle vieillit ou qu'elle prend du poids, son visage s'arrondit un peu, sans perdre de son charme ; au contraire, lorsqu'elle maigrit son visage se creuse et lui donne un côté plus dramatique dont elle peut se servir dans des scènes cinématographiques un peu plus tragiques. Évidemment nous n'avons pas d'image de Marilyn Monroe vieillie, ce qui finalement ne peut faire que perdurer l'impressionnante caractéristique d'une beauté naturelle, qui a entraîné l'enthousiasme des foules, et de ses amants ; de plus, son niveau intellectuel exceptionnel qui transparaît dans ses écrits intimes et dans ses rapports avec les intellectuels et les psychanalystes de son temps ajoute encore à la légende de cette femme unique dans l'histoire du cinéma mondial ; plus de 50 000 amateurs suivent ses dossiers photographiques toujours accessibles sur internet...

Gina Lollobrigida 1927-2023

Gina Lollobrigida est une actrice italienne qui a fait rêver plusieurs générations d'amateurs de cinéma ; elle a notamment triomphé avec Gérard Philipe dans *Fanfan la Tulipe*, puis comme Esmeralda dans *Notre Dame de Paris*.

Sa beauté singulière tient autant de la perfection de son visage presque symétrique, avec une direction oblique triangulaire de sa mâchoire inférieure, mais le nez, les yeux et les lèvres sont parfaitement proportionnés ; de plus son intelligence créatrice était impressionnante car elle était aussi photographe et peintre. Ses yeux étaient discrètement en amande, ce qu'elle rehaussait encore par un maquillage subtil. Un peu de khôl sur la paupière supérieure met en valeur la couleur brun clair de ses yeux très mobiles ; des sourcils arrondis, un grand front, et une animation du visage importante avec un sourire ravageur. Et parfois des fossettes surtout du côté de la joue droite, une bouche qui pouvait partir en coin, d'une façon très ironique ; sa lèvre inférieure était un peu plus projetée que la supérieure, ce qui pouvait lui donner un aspect boudeur au repos, ou quand elle avait besoin de montrer un peu d'amertume.

Elisabeth Taylor 1932-2011

Elisabeth Taylor est une des actrices qui a été considérée comme une des plus belles femmes de sa génération, une véritable révélation de femme brune aux yeux bleus, qui a fait chavirer le cœur de grands acteurs et d'une infinité de spectateurs éblouis ; d'ailleurs, dans son rôle de la reine Cléopâtre, elle était vraiment elle-même, superbe et royale.

À y regarder de près, son visage était pourtant marqué par de nombreuses asymétries qui n'enlevaient rien à son charme dévastateur.

Un grand front très intelligent, des sourcils bien dessinés et asymétriques, le droit plus arrondi que le gauche, des yeux bleu clair, parfois violacés, surmontés de paupières supérieures un peu lourdes, un nez fin et à la retroussette, des pommettes asymétriques, avec la moitié gauche du visage plus large que la droite, une bouche parfaitement proportionnée, le plus souvent fermée ou à peine souriante, mais s'ouvrant sur une dentition parfaite, un cou assez long se développant sur des épaules délicates ; rien à redire donc concernant une beauté classique, élégante, provoquant évidemment le désir chez ceux qui pouvaient l'approcher, à cause d'une caractéristique particulière qui était la délicatesse des traits, plus marquée que chez les actrices précédentes dont nous avons parlé. Un vrai visage de poupée...

Brigitte Bardot 1934

Il y a des scrupules à avoir quand on doit parler d'acteur ou d'actrice qui sont encore vivants et dont il s'agit d'analyser la beauté passée, alors qu'ils ont avancé en âge.

Brigitte Bardot a une caractéristique supplémentaire par rapport aux actrices dont nous avons parlé : incarner une sensualité exacerbée, à la française, ajoutant à la beauté plastique purement photographique une expression supplémentaire, une forme de grâce qui transparaît par le mouvement, le regard mobile, et l'attitude globale du corps exprimé dans un déhanchement félin qui transparaît même au niveau du visage.

Son visage est pratiquement symétrique dès son jeune âge. Le visage ovalaire donc, une bouche bien dessinée aux lèvres pulpeuses qui s'ouvrent facilement sur les dents du haut ; cette ouverture est caractéristique d'une personnalité chantante, pas guindée, ouverte, gaie, accessible et mutine.

Surmontée de deux yeux très clairs, aux grands axes dirigés vers le haut comme des yeux de chatte, ou de tigresse. Les pommettes sont très marquées quasi symétriques, avec des joues un peu creuses, ce qui est très intéressant au niveau du jeu artistique pour passer de la comédie et du sourire au visage tendu et serré.

Catherine Deneuve 1943

Catherine Deneuve incarne une beauté typiquement française ; dès son jeune âge, son joli minois fait l'unanimité et lui permet de tourner avec sa sœur des films qui n'auront de cesse que de transporter le public vers de plus en plus d'admiration.

Avec un visage presque symétrique, un grand front, un joli nez, une bouche plus mobile que charnue, un regard aux yeux clairs sur des sourcils minces et élégants, des pommettes bien dessinées mais non protubérantes, une plus marquée à droite qu'à gauche, le visage de Catherine Deneuve est plutôt tout en longueur dans sa jeunesse, mais il va petit à petit s'étoffer et s'arrondir avec les années, lui permettant de traverser plus d'un demi-siècle de performances artistiques ; elle demeure toujours la plus belle du casting, ou parmi les plus belles.

Progressivement son visage va s'alourdir avec les années, pas très bien réparé par de multiples expériences de chirurgie esthétique qui deviennent visibles et indéniables, mais qui n'enlèvent rien au talent d'actrice d'une femme qui a résolu de continuer sa carrière en n'étant plus la jeune fille ravissante des beaux quartiers, qu'elle fut autrefois !

Jodie Foster 1962

Jodie Foster est une actrice qui est devenue célèbre dès son jeune âge ; sa beauté est donc spéciale puisqu'elle a commencé à être reconnue à l'âge de 13 ans ; son histoire en tant que vedette de cinéma est aussi intimement liée à son exceptionnelle intelligence et à sa bataille pour être une femme aimant les femmes, l'assumer et le défendre dans la société si conservatrice des États-Unis et du milieu dans lequel elle évolue.

De petite fille poupine aux yeux bleus, un joli minois surmonté d'une tête bien faite lui permettant de très vite dépasser les autres candidates à des rôles cinématographiques concurrentiels, le visage de Jodie Foster a évolué vers des caractéristiques plus fermes et tendues qu'arrondies et sensuelles.

Le front est très haut, non ridé, des cheveux clairs et fins, des yeux bleu clair sous des paupières qui se sont alourdies avec le temps, un grand sourire qui ouvre des lèvres minces, surtout au niveau de la lèvre supérieure ; elle met en avant des pommettes bien marquées au-dessus d'un très long cou, conférant une allure de noble et gente dame, plus « classe » que réellement belle. Le nez de Jodie Foster est long et grand mais il ne dépare pas le visage, ajoutant ce côté aristocratique à sa beauté un peu inquiète et glacée ; j'ai bien conscience que tous ces adjectifs ne sont pas très mathématiques, mais il me paraît peu opportun d'analyser la beauté des visages de ces actrices, notamment celui de Jodie Foster, uniquement par des analyses mesurées et comparatives dans le froid tumulte des chiffres qui ne veulent plus rien dire à ce niveau.

Monica Bellucci 1964

Le visage de Monica Bellucci fait partie de ces visages d'origine italienne, ressemblant un peu à celui de Gina Lollobrigida et de Brigitte Bardot, dont il serait un mélange harmonieux ; une beauté très classique donc ; un grand front surmontant des sourcils très travaillés et marqués, de grands yeux brun clair, sous des paupières supérieures un peu lourdes, des pommettes hautes et saillantes, la droite un peu plus marquée que la gauche, une bouche très mobile aux lèvres charnues et souriant davantage vers la gauche que vers la droite, avec des sillons nasogéniens bien dessinés déjà dès la trentaine..

Le nez est droit, à peine relevé avec une pointe fine, respirant la sensibilité et l'audace d'être soi-même. Plus jeune, la joue gauche de Monica Bellucci était plus creuse et sa bouche paraissait plus petite. Bref, on peut dire que le visage de Monica Bellucci démontre la féminité exprimée dans tout ce qu'elle a de plus iconique, telle une déesse jupitérienne, incarnant moins Athéna que Junon.

Gal Gadot 1986

Avec la beauté de Gal Gadot, on découvre un autre univers de la beauté ; en effet cette actrice d'origine israélienne présente des caractéristiques singulières : certes elle a un front immense, témoignant d'une intelligence hors norme. Mais là où son visage est particulier, c'est dans l'existence d'une mâchoire inférieure très triangulaire orientée vers le bas, accentuant le côté émacié des joues. La bouche est grande et bien galbée, mais souvent d'une façon immense au moment du sourire, ce qui doit favoriser certaines prises de vue pour les metteurs en scène, et donne à son visage une expressivité très particulière. Les yeux sont très foncés et écartés, imprimant à celui qui la regarde une sorte de distance bienveillante ; toutefois il existe une grande asymétrie au niveau des hémifaces gauche et droite, mais cela constitue aussi un des charmes de cette jeune femme qui ne cesse de tourner des films de héros aux super pouvoirs. Par chance ce visage est porté au-dessus d'un cou très long, ce qui confère une noblesse native à l'actrice énergique. On peut rapprocher son apparence à celle de Scarlett Johansson, dont elle partage le charme et continue la vocation.

Finalement, il est impossible de standardiser les critères de beauté qui transfigurent une actrice, en une star incandescente de beauté ; il y a toujours une part d'inconnu, un lien mystérieux et fugace qui relie deux points équidistants : la beauté et le charme d'un côté, l'intelligence et la volonté acharnée de réussite de l'autre ; ni la symétrie parfaite ou l'asymétrie charmante, ni la bouche volcanique ou les yeux miraculeux ne suffisent : la beauté des stars qui ont fait, font et feront l'histoire du cinéma et des spectacles tient autant à leur personne qu'à ceux, cinéastes et techniciens, qui les éclairent, les filment, les positionnent, les maquillent, les habillent ; tout cet entourage professionnel est indispensable pour illuminer, faire chanter ou danser des vedettes en devenir et en changement permanent – mais qui doivent trouver leur personnalité iconique, sorte d'avatar constant et qui imprime dans nos cerveaux, en passant par nos rétines éblouies...

Tout ce grand monde, qui participe au succès photographique des photographes de plateau, des paparazzi aussi, ou des agents qui ont besoin d'images comme nous avons besoin de nourriture quotidienne !

Ces acteurs-actrices font plus que de se prêter au jeu car elles y ajoutent leur part d'aura indicible et magique.

Chapitre 5

Utilisation des calques

Modéliser une opération

L'apparence ne se résume pas à un effet de surface, mais est étroitement liée à l'histoire esthétique et humaine dont elle fait trace. Raquel Fonseca

Les patients contemporains ont une attente particulière : il voudrait connaître le destin final de leur opération avant même qu'elle ne soit effectuée ; cela leur permet sans doute de mieux imaginer le résultat, et ainsi de se déterminer pour se faire opérer ou non. Certes actuellement on discute beaucoup plus facilement des résultats en utilisant des logiciels de transformation corporelle. Néanmoins la méthode d'utilisation des calques en ce qui concerne le visage reste un élément utile dans les rapports que nous avons avec des patients toujours anxieux de connaître leur avenir immédiat.

Le principe de l'utilisation des calques pour modéliser une opération au niveau du visage repose sur deux pratiques associées :
1) la réalisation de photographie en noir et blanc, plutôt en mat, de format 13x18, avec la visualisation de face, des deux profils, et des deux trois quarts, ainsi que, pour le nez, une photographie la tête relevée pour bien dévoiler la différence de symétrie gauche-droite des narines. Pendant très longtemps, c'étaient les photographes spécialisés dans la photo médicale qui réalisaient ces clichés au format argentique. L'utilisation des clichés numériques, puis de l'impression en noir et blanc, a facilité l'obtention de prix bien inférieurs à ce qu'ils

coûtaient autrefois : on est passé de 200 € au minimum pour toutes les photos réalisées chez le photographe professionnel, à une cinquantaine d'euros lorsque le travail est fait au cabinet du chirurgien ;
2) il faut alors utiliser des calques transparents que le photographe en général collait sur chaque cliché, de façon à pouvoir redessiner et définir les zones d'intervention. Les chirurgiens les plus habiles parviennent à dessiner et ainsi personnaliser un profil ; même à rendre l'ombrage plus ou moins foncé, griser des zones qui doivent être réduites ; les chirurgiens moins dessinateurs, moins habiles se contentent d'indiquer les lignes de profil qui leur paraissent idéales par rapport à la demande de chaque patient.

L'énorme avantage de procéder ainsi, par ce moyen du calque, fut que le patient pouvait lui-même redessiner sur le calque le profil qu'il souhaitait, ce qui rendait le procédé interactif. Actuellement, un certain nombre de patients utilisent des logiciels de morphing payants ou gratuits que l'on trouve sur la Toile, et qui leur permettent de venir avec déjà des clichés sur lesquels ils ont travaillé personnellement. Mais ces ébauches sont rudimentaires, elles ne sont intéressantes que dans la mesure où le patient peut exprimer un gout particulier pour une certaine forme de nez ou de visage, car il craint beaucoup que le chirurgien n'en fasse qu'à sa tête, et ne respecte pas les demandes parfois étranges des patients inconnus qui se rêvent dans une dimension d'apparence rarement surprenante, mais néanmoins très individualisée selon mon expérience.

Il faut donc considérer cette approche du patient, qui vient déjà avec son visage retravaillé par des logiciels ou des filtres divers, comme une source d'information précieuse, et qui nous permettra d'éviter des erreurs à l'encontre du désir avoué ou inavoué de certains patients très centrés sur une vision singulière de leur apparence.

Si l'intérêt du travail sur le calque pour la définition d'un nouveau profil du nez ou du menton paraît évident – car le tracé peut clairement modifier l'état préalable à l'intervention en le rendant facilement perceptible –, cela est beaucoup plus difficile en matière de chirurgie de rajeunissement du visage ; en effet dans ce cas il ne s'agit plus de définir des tracés autour, mais bien de définir des modifications de volume du visage, comme un dégraissage du cou ou des bajoues, l'estampage des anomalies au niveau des paupières présentant à la fois des excédents cutanés et des hernies graisseuses, ou l'augmentation de la projection des pommettes sur les trois quarts et l'estompage des sillons nasogéniens et des plis d'amertume.

Dans les deux cas au niveau du nez et au niveau du visage, la pratique des photographies noir et blanc préalables à l'opération, avec la mise en place de calques transparents, permet aux patients d'intervenir lui aussi sur les formes proposées par le chirurgien ; ce caractère interactif du procédé le rend encore particulièrement intéressant. La précision des gestes effectués chirurgicalement pour satisfaire des goûts nous indique parfois une autre surprise, car ce que nous voyons à l'arrivée ne correspond pas à ce que nous imaginions au départ

Mais le patient est roi, et c'est à nous qu'il revient de nous adapter à leur demande, tout en leur expliquant parfois les avantages et les inconvénients de leur choix par rapport à ce que nous leur avons proposé antérieurement.

Que se passe-t-il si le résultat final ne correspond pas au dessin du calque projeté ?

La constatation de cette différence n'est pas immédiate en général, qu'il s'agisse d'une opération du nez ou d'une opération de rajeunissement. Il faut un certain temps d'évolution et de disparition des œdèmes post-opératoires pour que le résultat stabilisé permette une appréciation réaliste. On peut admettre qu'il faut à peu près de deux mois pour que le résultat soit stabilisé à plus de 80 % du résultat final. S'il existe une discordance modérée entre le projet initial et le résultat obtenu, il n'y aura que peu de contestation de la part du patient, sauf qu'il est perfectionniste. À l'inverse, s'il y a une différence importante, comme par exemple un nez qui n'est pas assez creusé mais reste trop droit, ou bien encore un nez dévié de face, ou des narines très asymétriques dans le cadre d'une rhinoplastie, le désir du patient sera forcément celui d'une retouche, et de plus une retouche gratuite, car il ne pourrait supporter que l'on ait pu lui la facturer d'une reprise chirurgicale alors que le projet défini au départ était clair et bien enregistré sur le dessin.

C'est encore plus difficile au niveau des opérations de rajeunissement du visage, ou en général il faut attendre au moins 4 mois pour pouvoir valider un résultat stabilisé. C'est pourquoi dans mon expérience j'évite de faire des dessins préopératoires sur le calque quand il s'agit d'une opération de type lifting cervico-facial, micro- lift, ou opération des paupières.

La marge d'erreur est importante avant l'opération, si l'on doit pratiquer un dessin réaliste des nouveaux contours du visage, car on ne peut pas tenir compte encore de l'élasticité des tissus que l'on constate au moment de l'opération, ni des anomalies de volumes graisseux et osseux en profondeur, ni des possibilités réelles de retendre le SMAS (système musculo aponévrotique superficiel de la face), dont les caractéristiques de résistance sont tellement variables d'un patient à l'autre.

Finalement, la pratique des calques en matière de technique de préparation psychologique pour démontrer un résultat post-opératoire attendu et remis au patient en mains propres reste assez problématique, compte tenu du développement du système plus précis de *morphing* dont nous disposons actuellement via les applications informatiques.

Mais pour avoir un système extrêmement performant et fiable, et qui puisse fonctionner en trois dimensions, il est nécessaire que le chirurgien s'équipe d'un matériel extrêmement onéreux et de logiciels sophistiqués, dont l'achat peut s'élever entre 20 000 et 50 000 € en fonction des marques et des spécifications que l'on recherche.
Ces systèmes ont par contre l'avantage énorme de pouvoir faire des études volumétriques et millimétriques extrêmement précises, ce qui favorise les études scientifiques ; cela explique pourquoi un certain nombre de services hospitaliers de pointe peuvent s'équiper de ces systèmes hautement performants, alors que la majorité des praticiens installés en ville et en mode libéral se contente de logiciels plus simples, voire même utilise des calques selon ce procédé plus ancien mais beaucoup moins onéreux, et qui permet aussi une interaction avec le patient, que les nouveaux procédés informatiques ne permettent pas.

Chapitre 6

Le morphing, histoire & intérêt

Toucher l'apparence du visage par l'image photographique c'est aussi atteindre reflet après reflet les profondeurs de l'être. Raquel Fonseca

Morphing en 2D

Le principe du *morphing* consiste à utiliser les ressources de l'informatique pour pouvoir modifier une photographie d'un patient, grâce à des outils dont l'exemple le plus typique est établi par *Photoshop* : outils agrandissement, diminution, effacer, retoucher les couleurs et les contours.

Il existe plusieurs types de techniques de *morphing* en chirurgie esthétique, dont voici quelques exemples :
Le *morphing d'image* est un outil très puissant qui évite au chirurgien de dessiner : les logiciels de *morphing* primitifs étaient en 2D, ils dérivaient tous de *Photoshop*, qui reste actuellement extrêmement utilisé par les professionnels de l'image.

Personnellement j'utilise beaucoup *Warper* : ce logiciel a été développé par un informaticien français, Laurent Benadiba, qui a exploité les ressources de *Photoshop* en les simplifiant ; ce logiciel, qui était relativement bon marché au départ, aux alentours de 1 000 €, permettait aussi d'accoler l'image avant-après pour montrer au patient la réalité des modifications ; malheureusement ce logiciel est maintenant daté, mais sa conception astucieuse et simple me permet encore d'en faire profiter les patients, car j'utilise une version qui fonctionne même sur Windows 10.

Exemple avant-après : *Warper*

On peut ainsi simuler les résultats d'une intervention chirurgicale. Les images peuvent être modifiées de différentes manières, notamment en changeant la forme ou la taille du nez, des lèvres, des joues, du menton, de la silhouette, mais cela est plus difficile car on ne peut pas réellement modifier les volumes.

Morphing en 3 D

Le morphing 3D est une technique beaucoup plus sophistiquée, qui exige un matériel de prises de vues conséquent, et un logiciel complexe de calculs et rendus.

On va donc générer des images 3D pour simuler les résultats d'une intervention chirurgicale. Puis on simule les ajouts ou retraits, dont on peut alors calculer des surfaces et des volumes. On peut faire tourner l'avatar du patient, varier les angles et les points de vue. Le patient peut voir les résultats potentiels de différents angles et le chirurgien peut utiliser cette information pour planifier l'intervention. L'utilisation d'un logiciel 3D permet de plus de montrer des volumes en augmentation ou en retrait, on peut donc simuler une augmentation mammaire, ou une plastie de réduction des seins ou de la silhouette ; cela présente un intérêt important pour la chirurgie de la silhouette, ou bien pour l'étude de l'augmentation des seins, ou encore par simulation de montrer de combien on peut remonter la poitrine ; la difficulté est que le résultat que nous obtenons par une opération n'est pas immédiatement celui que le patient voir en cours de ces simulations ; il peut donc être insatisfait tout de suite après l'opération puisqu'il va falloir entre deux et quatre mois de cicatrisation pour que le résultat se stabilise ; on peut alors valablement comparer l'état antérieur au résultat postopératoire stabilisé.

Le morphing virtuel

Cette technique utilise des images en temps réel pour simuler les résultats d'une intervention chirurgicale. L'acquisition des images se fait pendant l'opération ; le patient peut voir les résultats potentiels en temps réel, ce qui permet une communication plus efficace entre le chirurgien et le patient.

Je ne trouve pas qu'il y ait un intérêt considérable au morphing peropératoire, car le chirurgien a les mains et l'esprit pris à la poursuite de l'intervention chirurgicale ; celle-ci a été préparée dans sa tête avant d'opérer, et il n'est pas facile de détourner son attention pour examiner, suivre et profiter d'un bon film peropératoire au-dessus d'un patient qui a les chairs à vif ! Ainsi, les techniques de morphing en chirurgie esthétique ont connu une évolution constante au fil des ans et ont permis une meilleure communication entre les chirurgiens et les patients pour des résultats plus précis, et satisfaisants dans bien des cas ; malheureusement, dans certains cas, les résultats n'ont pas été à la hauteur de la simulation, ce qui entraîne une grande insatisfaction chez le patient ; il peut aller non seulement vers des récriminations orales, mais aussi intenter des poursuites juridiques en arguant du manque d'information, de fausses informations, ou de résultats non conformes aux attentes...

Il faut davantage approfondir ce problème des relations entre le patient et son chirurgien, car l'information que le chirurgien doit délivrer peut-être extrêmement biaisée : il est impossible de superposer le projet informatique, aussi brillant et démonstratif soit-il, aux résultats chirurgicaux obtenus, qui forcément sont un peu décevants au départ.

L'inconvénient du morphing préopératoire

Si le morphing a représenté une étape importante dans la tentative de mieux informer les patients avant une opération chirurgicale de type esthétique, il comporte également de nombreux désavantages ; peut-être le domaine où il est le plus utile est-il en matière de rhinoplastie ou de profiloplastie, ainsi que dans la correction du vieillissement du visage et du cou : on peut alors d'une façon relativement réaliste montrer ce qu'un geste chirurgical va apporter en mieux.

Pouvoir expliquer au patient ce que le chirurgien allait faire et quel genre de résultats cela allait donner a représenté un grand progrès dans la relation médecin-patient, à la fois pour augmenter la confiance du patient envers son médecin, – car il pouvait voir son l'intérêt dans la compréhension des différentes techniques possibles, donnant des résultats différents, la technique que le chirurgien allait porter à son cas étant celle qu'il était censé plébisciter – ; mais d'un autre point de vue, cela lui permettait aussi de choisir entre différentes ébauches, afin de mieux cerner les causes de sa propre souffrance psychique concernant l'apparence de son nez de ses paupières ou d'une quelconque partie de son corps dont il était complexé. Il faut que le patient accepte nécessairement la limitation dans l'obtention d'un résultat totalement superposable au résultat du morphing après l'opération à celui qui avait été projeté avant.

L'intérêt des schémas préopératoires

Il est intéressant de noter qu'avant qu'existent les morphings informatiques, le seul moyen des médecins pour expliquer quel résultat ils comptaient obtenir était de pratiquer des dessins à main levée avant-après, ce qui suppose une dextérité peu commune et un talent que tous les praticiens ne possèdent pas ; puis est arrivée la possibilité de modifier l'apparence grâce à des calques ou à des dessins directs sur des photographies ; en fait, ces techniques d'illustration restent primitives quand on veut les comparer à la facilité d'approche qu'offrent les techniques numériques, à leur caractère reproductible, et à la facilité dont on dispose pour les imprimer de façon à remettre un jeu de documents au patient, qui pourra y réfléchir chez lui à son domicile, tranquillement.

Mais ces dernières approches offrent aussi un grave désavantage : en effet les patients voudraient y voir une approche contractuelle du changement à réaliser ; cela est notoirement impossible car après une opération chirurgicale il faut plusieurs mois ou années (par exemple deux années pour que le résultat d'une rhinoplastie devienne définitif !)...

Dans l'intervalle le patient peut passer par une grande insatisfaction colérique en ne reconnaissant pas sur lui-même le projet qui avait été établi antérieurement, ce qui engendre une source de conflits, de récriminations...

Sans oublier deux choses :

1) Le logiciel *Crisalix* 3D et 4D permet aux patients de s'adresser directement par Internet à la société pour modifier lui-même son image avant même que d'aller consulter un chirurgien !

2) *Mirror medical imaging software: the standard for patient imaging*, de la société *Canfield Imaging*. Remarquable logiciel de *morphing* facilement accessible sur iPad ou iPhone et permettant un travail de simulation extrêmement précis et intéressant. Il faut malheureusement acquérir les outils de prise de vue, équiper une salle de photos spécifique et souscrire aux outils dédiés, ce qui ne va pas sans une dépense importante et des contraintes d'espace et de temps à consacrer, et peuvent être rédhibitoire quand on est un chirurgien pressé…

Chapitre 7

Le mythe ancestral de la ressemblance

Entre peinture & photoréalisme

Plus que d'être beau la quête majeure est celle d'être vu. Raquel Fonseca

Le thème de la ressemblance est absolument central dans l'idée de portrait ; depuis toujours, les princes et les rois ont voulu savoir qui était leur fiancée ou leur promise, en demandant à des peintres de leurs sujets de faire le portrait de la future bien-aimée, afin de pouvoir se représenter si la promise était physiquement acceptable ou non ; cette idée de faire des portraits ressemblants en peinture a toujours existé puisque l'on retrouve de tels portraits sur les tombes du *Fayoum* en Égypte, peu de temps après le début de notre ère ; mais l'art du portrait s'est surtout développé en peinture au moment de la Renaissance, avec la nécessité de la représentation des puissants et des nobles, et le désir de créer des arbres généalogiques, des lignages faits de représentations réalistes de tous les ascendants des princes et des rois qui avaient la chance de régner.

Petit à petit, le réalisme en peinture a gagné du terrain ; les grands peintres se représentaient souvent eux-mêmes dans les tableaux de genre, on pouvait les reconnaître au fait qu'ils avaient la tête tournée vers le spectateur, parfois ils fixaient ceux qui étaient devant eux à admirer le travail… On a ainsi la possibilité d'identifier l'artiste créateur avec peu de risques d'erreur.

D'ailleurs, c'est une des caractéristiques les plus essentielles des peintres habiles : ils sont doués pour savoir attraper une ressemblance quand ils dessinent un portrait ; c'est un peu aussi ce que nous demandons encore aux dessinateurs des rues qui se trouvent près des ponts de Paris, et surtout le long des lieux de passage touristique à Florence ou à Venise, mais aussi dans des endroits plus baroques comme les places près de Beaubourg (centre Pompidou) ou plus spécialisés dans cette créativité, comme sur la place du Tertre à Montmartre.

À la recherche de la ressemblance

Cette capacité à créer des portraits dessinés ou peints avec plus ou moins de réalisme n'a donc pas complètement disparu ; mais l'irruption des procédés photographiques a complètement chamboulé la valeur intrinsèque de ces portraits nécessaires à la vie sociale ; avec l'arrivée explosive du numérique, la multiplication des selfies et les déformations qu'engendrent toutes ces photos prises de très près, il se crée de nombreuses désillusions ; les peintres faisaient mieux que cela ; ces prises de vue de très près déforment les traits : elles entraînent une apparence de gros nez, de bouche lippue, d'un visage méconnaissable pour celui qui se regarde ; cela peut entraîner des modifications importantes dans le comportement quand on se fait photographier ainsi… Nous en reparlerons plus tard ; mais c'est une évolution capitale.

D'un autre côté, ce qui me paraît nécessaire de souligner d'une façon non marginale et même essentielle, c'est que le portrait réalisé par un peintre ou un photographe artistique n'a rien à voir avec le portrait tel que le réalise le chirurgien esthétique.

Le photographe d'art essaie de saisir par le portrait non seulement une expression du visage mais aussi par la présence du mouvement des mains ou d'un décor particulier, des signes qui peuvent évoquer la psychologie profonde du personnage – pour que sa photographie soit un témoin plus large qu'une simple captation instantanée d'une apparence lumineuse et rien d'autre ; c'est d'ailleurs comme cela que l'on fait la différence entre des photographes de talent, et les photographes basiques que nous sommes tous, nous qui n'avons pas cette capacité de voir en profondeur ce qui peut caractériser un individu, ni savoir composer un décor avec peu de moyens, décor qui va ajouter un sens significatif à la photographie ; cela est très perceptible par exemple dans les photographies de la dernière page du journal *Libération*, qui chaque jour dresse un portrait à la fois écrit et photographique d'un personnage plus ou moins connu de la société civile ou militaire.

Ce talent du photographe associé à la verve de celui qui écrit l'article est très précieux pour que cette dernière page soit lue, en tout cas l'association de ces deux procédés permet de mettre en lumière finesses et crudités sur des personnes que l'on adore connaître un peu mieux grâce à cette méthode éditoriale spécifique.

Cette approche de la ressemblance par la photo et la description associée est bien opposée à la technique photographique du chirurgien esthétique. Le chirurgien quant à lui doit conjuguer une vision globale représentative, ressemblante ; il lui faut donc un talent d'instantanéité de la prise de vue, ou au contraire parfois une mise en scène avec positionnement de lumière additionnelle ; peu de place pour une réflexion psychologique, mais déclenchement du clic opportun.

Les photos chirurgicales sont banales & précises

Le chirurgien esthétique se contente de prendre des photos de face, profil, trois quarts, relevé, tête penchée, photos désincarnées sur un fond uni de préférence, pour ne pas que le regard s'égare sur des détails autres que la pure géographie physique du visage qu'il s'agit d'instantanéiser pour pouvoir le comparer plus tard à des résultats d'opération qui pourraient être mal acceptés.

D'ailleurs, il arrive dans certains cas que les patients ne se reconnaissent pas dans ces photos ; ils peuvent même refuser de les voir, prétextant qu'elles ont été truquées ; une des leçons que j'ai apprises grâce un à photographe professionnel auquel j'envoyais autrefois mes patients pour rhinoplastie, paupière et liftings, c'est que les patients examinent leurs photos qui sont des images directes : ils ne se voient pas comme dans un miroir.

Des photos tirées à l'envers pour que le patient se reconnaisse

Ce photographe de grand talent a imaginé alors de tirer les photos à l'envers ; c'est ainsi que les patients se reconnaissaient dans ses photos qu'il était le seul à pouvoir prendre de cette façon ; il avait un grand succès auprès des patients ; je n'ai pas su reproduire son procédé quand il est parti à la retraite ; je pratique donc des photographies chirurgicales complètement standard ; quand je montre les photos agrandies au patient, je remarque toujours leur étonnement. Ils me disent tous : « Je ne reconnais absolument pas sur vos photos »… Moi je les reconnais bien. J'essaie de leur expliquer le pourquoi de la chose, mais ils ne me croient pas ; ils pensent toujours que je suis un photographe médiocre, incapable de saisir la ressemblance au bon moment…

Chapitre 8

La conception du portrait pour le chirurgien
& celle du photographe

L'illusion de l'image entraîne dans une route où l'âme et la chair cherchent un équilibre difficile. En chirurgie esthétique, le regard posé sur soi par le biais d'autres surfaces réfléchissantes, le miroir par exemple, ne suffit pas à reconnaître la clarté apportée réellement au corps. Raquel Fonseca

La conception du portrait pour le chirurgien a pour but de fixer une image très précise d'un visage pour pouvoir se l'approprier par l'imagination au cours de l'opération ; il est donc nécessaire de disposer d'une image aussi peu déformée que possible par la parallaxe, avec des indications très claires sur les volumes des différentes structures du visage, os, parties molles et amas graisseux. La vision de face, des deux profils et des deux trois quarts, permet de se faire une idée des différences de symétrie, ainsi que d'observer les sillons profonds de la face ; ces sillons déterminent des sortes de vallées naturelles qu'un geste chirurgical pourra combler d'une façon ou d'une autre.

Les photographies sont en grande dimension, 21 x 27 cm, afin de pouvoir être observées de loin comme des radiographies ; elles sont à portée de vue de l'œil du chirurgien, qui peut s'y référer à tout moment, dans une vision synthétique d'observance du visage, sans qu'il ne soit nécessaire d'utiliser une vision stéréoscopique ou en trois dimensions, ou en coupe type scanner ou IRM.

Lorsque le chirurgien opère des paupières ou une rhinoplastie, il faut que les clichés soient un peu agrandis de façon à bien juger de la différence constante des côtés droit et gauche.

Une différence de symétrie est fréquente

Par exemple, au niveau des paupières, les excédents cutanés et graisseux ne se correspondent jamais d'un côté à l'autre ; certes, au moment d'opérer, le chirurgien se rend bien compte qu'il existe une différence entre les deux côtés, mais il est néanmoins très rassurant de pouvoir le confirmer sur ces photographies à disposition immédiate. C'est aussi le cas pour le problème des excédents cutanés des paupières supérieures, qui de plus entourent un œil dont la forme est toujours un peu différente d'un côté à l'autre ; l'expérience du chirurgien le porte à une sorte de vision synthétique, qui le conduira à enlever de la peau de telle façon que le résultat final sera pratiquement symétrique ou tout du moins jugé comme tel par une patiente exigeante.

Les photographies sont peut-être moins intéressantes dans la chirurgie de la silhouette ; en effet, le chirurgien mémorise la silhouette qu'il doit opérer un peu comme un musicien mémorise les notes qu'il doit jouer au cours d'un concert ; cet enregistrement se fait automatiquement, avec l'expérience, et va permettre au chirurgien de remodeler le corps sans trop d'erreurs ni d'approximation hasardeuse.

Les photos du photographe visent l'art ou le témoignage

Bien au contraire, les photographies pour le photographe ont un rôle de témoin qui doit fixer un instant fugace de la vie d'une personne, et de plus comporter une touche artistique, dont la production est très mystérieuse et dépend de beaucoup de facteurs qui ne sont pas tous réunis au même moment, pour obtenir un cliché historique, ou éblouissant, ou mémorable.

Selon ce que j'ai compris de la théorie de François Soulages sur la photographicité, c'est qu'un moment photographique n'est pas superposable d'un instant à l'autre, et que le sujet photographié ne l'est pas non plus.

Il existe un moment subtil et très fugace où se conjuguent plusieurs phénomènes naturels ou provoqués : état de la lumière qui illumine un visage, avec des ombres nécessaires pour marquer une émotion ; expression instantanée du visage dans l'impact d'un moment de grâce ; arrière-fond de la photo qui effectue un contrepoint naturel ou savamment étudié, pour donner un sens supplémentaire au cliché quasiment miraculeux d'un instant de magie. On comprend bien que dans ces conditions, il ne s'agit pas pour le photographe de créer une reproductibilité mentale de l'image, ou un cliché dont l'utilisation est tout sauf artistique. De plus, le traitement des photos artistiques argentiques permet à l'opérateur chevronné d'ajouter des effets d'ombre et de lumière en plus et en moins, de créer des flous artistiques qui n'ont aucune utilité pour un chirurgien, qui doit réaliser un chef-d'œuvre par son bistouri.

La photo œuvre d'art à valeur marchande

Clairement le photographe vise la création d'une œuvre d'art dont l'impact doit susciter admiration et donc un désir d'acheter éventuellement un cliché qui représente un moment fort de la vie.

Même sans aucune considération matérielle, la photographie réalisée par le photographe est destinée à un usage propre à satisfaire les goûts parfois complexes des spectateurs ; il peut donc aller jusqu'à l'outrance, le choc visuel, l'extrême indélicatesse, voire des registres encore plus sombres : sadomasochisme, pornographie à usage de riches bourgeois ou d'amateurs éclectiques, ou d'individus déviants, clichés extrêmes que l'anonymat d'internet peut générer, régions sombres mais existantes dans l'esprit des humains après tout libres de leurs choix esthétiques… Heureusement que la pédopornographie ou l'exploitation sexuelle des enfants est considérée comme criminelle ! Cela n'est en rien comparable avec la photographie sage et utilitaire du chirurgien.

Dans la démesure de la création artistique, le photographe n'a aucune limite si ce n'est celle de sa propre bienséance ou de sa conception de ce qui est montrable ou pas ; cela est un point de vue qui intéresse les historiens de la photographie, ou ceux qui glosent et philosophent afin de comparer différents arts de la reproduction : cinéma, théâtre, peinture, sculpture, et expression photographique qui est un art jeune, puisqu'il n'existe que depuis 1820 environ.

D'ailleurs certains artistes minoritaires sont réticents à l'idée d'accorder une valeur artistique à une photographie d'art ; pourtant ils se trompent. Car la valeur marchande de certaines œuvres photographiques montre bien qu'il s'agit d'un phénomène économique indubitable et qui ne va pas s'interrompre de sitôt.

Au contraire, les photographies faites par les chirurgiens ou pour de la chirurgie ont donc une valeur de témoignage, comme une vieille dentelle oubliée par une grand-mère sur le chemin de la vie qui s'en va ; on connaît ces photos oubliées ou cachées au fond des coffres, photos qui finissent par resurgir inopinément et éclairent d'un jour différent un membre oublié de la famille qu'on ne connaissait pas sous cet aspect…

La seule valeur de ces photographies faites par des chirurgiens est donc que ces photographies vont perdurer ; remises aux patients auxquels elles appartiennent, elles seront un jour découvertes par hasard en rangeant des vieux dossiers, et rappelleront à ceux qui ont subi un acte chirurgical un moment clé de leur vie où ils furent autre, avant le passage du bistouri salvateur ou ravageur selon les cas.

Chapitre 9

La photo de consommation courante

Les réseaux sociaux

L'image continue son mouvement et elle n'a pas aussitôt trouvé sa forme que l'imaginaire éprouve le besoin d'en créer une autre. Raquel Fonseca

Les réseaux sociaux sont une vitrine infinie de photographies avec parfois quelques éclairs de génie provenant de photos remarquables ; elles sont prises par des amateurs ou des professionnels qui ont su, à un moment donné ou à un autre, capter un instant d'émotion ou être le témoin d'un événement exceptionnel. Mais cela dit, la majorité des photographies qu'il m'a été donné d'observer sur mes fils Facebook ou Instagram sont d'une banalité effroyable ; de temps en temps, une fois sur dix environ, un cliché retient mon attention : à cause de sa beauté, de son originalité, ou parce qu'il dévoile un instant magique émotionnellement, ou devient un témoignage significatif d'un évènement inattendu, qu'un photographe à l'instinct suraigu a su capter par un déclenchement réflexe.

J'aurais aimé avoir moi-même pris ces photographies à retenir absolument ; parfois il est possible de féliciter l'auteur par des petits cœurs.

Des photographies banales & lassantes à la longue

S'il s'agit d'autoportrait, le plus souvent ce sont des selfies ou des photos de groupe ; la personne qui met cette photo sur son compte Facebook a envie d'être d'abord reconnue, éventuellement adulée, félicitée pour son charme exceptionnel mis en valeur par un voisin de droite ou de gauche plutôt fade ; d'autres soi-disant amis mettent en ligne leur chien, leur chat, leur belle réalisation culinaire. Je déteste ces témoignages basiques ; pourtant ils ont leur public : animaux de compagnie, nourriture exquise à voir seulement, ou gags répétitifs lassants à la longue, car rire des malheurs des autres est plutôt ridicule…

Il y a assez peu de photos artistiques proprement dites ; parfois même la photo du propriétaire qui figure en blason du fil Facebook est plus ou moins masquée ou modifiée, afin de ne pas permettre une bonne visibilité du propriétaire – à croire qu'elle ou il ne veut pas séduire ni produire un affect quelconque.

Une tendance aux photos suggestives à cause des articles esthétiques

Dans d'autres cas, ce sont des inconnues dont la photo pénètre le fil, avec des images suggestives, des décolletés d'une profondeur incommensurable, ou des cuisses agitées sous un derrière dansant au son d'une musique lourdingue… Photos aguichantes donc, non interdites par les robots de Facebook, qui veillent pour refouler tout ce qui pourrait être pornographique, au grand dam de certaines de mes relations : artistes qui font des dessins de nus absolument magnifiques, mais que Méta interdit de publier !

Un érotisme discret totalement artistique passe sans aucune influence délétère ou obscène ; mais tétons et poils pubiens font disjoncter les robots plus qu'un prude séminariste !

Ce sont justement ces œuvres-là, photos ou peinture de vérité des corps nus non retouchés, qui vont inexplicablement attirer l'attention de la censure Facebook : le robot bannit sans états d'âme, de la Toile et de Facebook, l'audacieux qui a pu se permettre de négliger la vigilance tatillonne de ces algorithmes AI, manipulés par des *bots* incapables de faire la part entre le beau artistique et le honteux condamnable.

C'est pareil sur Instagram, propriété de la même compagnie gigantesque, *Meta*, qui veut nous faire croire au Métavers et aux délices des caresses virtuelles par des feuilles de plantes inconnues, aux odeurs insoupçonnables et virtuelles ; érotisme de pacotille dans ces publicités intrusives, à cause des cookies qui n'ont rien d'un petit gâteau sympathique.

À ces photographies s'ajoutent le système des *Reels*, qui sont de courtes vidéos rassemblant plusieurs photos prises antérieurement, ou des petites vidéos destinées à attirer l'attention, mais surtout fabriquées pour que des annonceurs puissent faire des publicités sponsorisées, courtes et ciblées, percutantes, et basées sur les informations des recherches antérieures de chaque internaute ; nous sommes donc complètement pistés par une intelligence artificielle dont le but est de vendre ; si on clique deux fois sur une femme à décolleté, on reçoit immédiatement des publicités pour des soutiens-gorges, ce qui en tant qu'homme paraît discrètement inapproprié…

Bref, ce que je voudrais contester dans ce chapitre est la pauvreté artistique des photos qu'envoient les utilisateurs des réseaux sociaux. Alors que pour un certain nombre d'entre eux, cela pourrait être l'occasion d'une vitrine sur la créativité.

Il existe toutefois des sites spécialisés dans ces photos artistiques comme *Pinterest* ou *Tumblr* ou d'autres que je ne connais pas, car ce sont des sites publiés par des groupements d'artistes plutôt focalisés sur l'achat et la vente des images, pour que l'on puisse ainsi les examiner tranquillement (mais sans réellement les voir de près) dans leur texture et leur fraîcheur.

Les photographies avant après, source d'information plébiscitée

Un autre élément très fondamental dans les réseaux sociaux, et concernant plus les médecins esthétiques et les chirurgiens, est la mode des publications des avant-après : de nombreux logiciels permettent même de mettre dans une seule image un avant et un après, en les faisant bouger ou sortir l'un de l'autre comme par enchantement.

Ce domaine des photos avant-après est en principe interdit par le Conseil de l'ordre des médecins en France, mais qui se retrouve paralysé car il ne peut poursuivre tous ceux qui s'adonnent à cette activité, d'autant plus qu'à chaque fois on parle d'une information nécessaire au patient ; en effet, chaque patient doit pouvoir se rendre compte de ce que le chirurgien qu'il a choisi est capable de faire, et pas seulement de lui faire une confiance aveugle.

Des avis Google ou Facebook réels ou trafiqués ?

Avis instruits plus ou moins justement (risque d'achats des avis positifs…) par les nombreux commentaires des sites *Google Maps* ou *Business*, et par des avis des internautes hyper sollicités (certains s'en font même une spécialité comme un goûteur de plats de chirurgie…), qui font ressembler chaque prestataire médical à une pizza qui doit se vendre dans une frénésie de quêtes d'opinion, que ne désavouerait pas un restaurant célèbre avec trois étoiles au Michelin.

Sur le plan technique, ces images avant-après ne sont pas si simples que cela à publier. Car théoriquement il faudrait une parfaite superposition des couleurs, des plans, des tailles des photos, pour que celui qui les regarde puisse réellement comparer ce qui est comparable ; de plus les logiciels de retouche d'image sont venus mettre des coups de pinceau tricheurs qui modifient considérablement les images montrées, et peuvent induire en erreur celui ou celle qui les examine un peu vite et au premier degré.

Mais on a beau critiquer cette pratique, nous nous y soumettons tous, tant est forte la demande du public qui, s'il ne voit pas ces images, aura l'impression d'examiner un site d'un chirurgien jeune et inexpérimenté…

Sans des photos avant-après, un site chirurgical en chirurgie ou en médecine esthétique n'existe pas !

Certains collègues qui refusaient cet esclavage audiovisuel ont réalisé des dessins remarquables ou les ont fait réaliser par des illustrateurs de grand talent ; le résultat auprès du public a été nul, car seul compte l'acte de chair visible, et si possible des commentaires associés sur *Google Maps*, le bienfaiteur de tous ceux qui ont investi financièrement dans l'achat de mots clés : ainsi ils arrivent les premiers dans les monstrations des meilleurs chirurgiens esthétiques de France, de Navarre et du monde, sans oublier la Hongrie, Tchéquie, la Tunisie, le Maroc, la Turquie et le Costa Rica, qui sont devenus des paradis de la chirurgie esthétique exotique bon marché et très commerciale !

Le besoin d'un regard critique & d'une régulation intelligente…

Ainsi dénaturée, la photographie de consommation courante qui inonde Internet et les réseaux sociaux fait oublier la nécessité du regard critique, admiratif, étonné, intéressé, voire amoureux et enthousiaste, que le cliché si banal et dévoyé ne provoque plus dorénavant.

De plus, on pourrait imaginer que tous ces individus si nombreux sur les placards des médias pourraient faire appel à des photographes confirmés, pour à chaque fois se rapprocher d'une œuvre porteuse de quelques talents remarquables ; mais il n'en est rien ; c'est la banalité du nombre qui triomphe ; la photo est devenue un simple cliché qui partira au vent de l'oubli en même temps qu'il disparaîtra du fil Facebook…

2ème moment

LA PHOTOGRAPHIE : REPRÉSENTATION DU RÉEL

En nous voyant comme un autre nous verrait,
nous avons pris conscience de nos corps ;
le regard posé sur le corps a bouleversé les données liées à l'apparence
puisque devenu de plus en plus esthétique.
Raquel Fonseca

Chapitre 1

L'incroyable aventure de la photogénie

Raquel Fonseca

Raquel Fonseca a écrit dans son livre traitant de la photogénie :

> La pratique photographique met aux prises avec le désir du sujet de voir ses apparences se transformer à travers elle, c'est-à-dire à travers le mouvement de la lumière qu'elle révèle.

Et elle s'interroge :

> Le concept de photogénie peut s'appréhender selon la problématique suivante : d'abord, qu'est-ce que la photogénie comme engendrement du visible par le jeu de la lumière ? Comment sa modalité photographique en vient-elle à influencer d'autres formes d'expression artistique ? Comment se noue-t-elle à l'action de l'homme sur son propre corps et, par là, aux multiples recherches de son unicité identitaire ?

À toutes ces questions il n'y a pas de réponses univoques ; d'ailleurs, il a fallu un livre à Raquel Fonseca pour traiter du sujet !

Définition de la photogénie

On peut définir la photogénie comme le fait d'apparaître avenant et remarquable sur une image qui est prise par un appareil photographique ; l'équivalent en télévision ou cinéma s'appelle la télégénie.

Cette définition reste parcellaire parce qu'elle ne fait que traduire la fin du processus ; le questionnement principal des individus est de savoir comment on peut devenir photogénique, si on ne l'est pas de prime abord ; c'est là où la chirurgie esthétique, ou le talent du photographe ou du cinéaste, se rejoignent dans leur art de manipuler l'éclairage et les ombres pour développer un sentiment de bonheur et d'admiration lorsque l'on voit un sujet lambda devenir une icône de beauté sur la pellicule ou l'écran.

Cette notion de la fabrication de la photogénie est très importante car elle peut favoriser une carrière lorsqu'on la possède naturellement, tel le sublime visage de Marilyn Monroe, ou au contraire détruire une carrière même s'il en est un grand acteur car on ne passe pas bien sur les photos ou à la télévision ou en cinéma. Les photographes de plateau cinéma ou télé savent rendre à merveille cette photogénie, car ils ont déjà devant eux des acteurs sélectionnés, il leur suffit de savoir les éclairer, les mettre en situation.

Photogénie immobile ou photogénie en mouvement

La qualité première de la photogénie est celle de fabriquer une trace et de la rendre visible. Raquel Fonseca

Une étude très importante de la photogénie a été effectuée par Epstein : cet auteur s'est surtout intéressé à ce qui rend l'apparence d'un individu intéressante lorsqu'il est en mouvement. Jean Epstein, d'origine polonaise, est né en 1897 ; il a travaillé chez Pathé et est devenu un spécialiste et théoricien du cinéma et créateur de film. C'est un créateur singulier qui a toujours privilégié l'action et le mouvement au détriment des dialogues, qu'il jugeait incompatibles avec la beauté d'un film, censé montrer des images plus que de posséder des influences sonores. Il a d'une façon très intéressante insisté sur la magie que représente le fait d'être photogénique, ce qui peut transformer totalement la perception d'un film ou d'une image ;

mais plus que la couleur ou la profondeur des noirs ou des blancs, c'est la captation de la lumière par des visages aussi bien sur une image fixe que sur une image animée qui réalise le miracle de la photogénie. C'est ce que l'on retrouve dans les photographies noir et blanc anciennes, et aussi dans certains films, surtout dans certaines écoles de cinéma, comme les écoles russes ou le cinéma italien des années 50 jusqu'à 1970.

La grâce de la photogénie

La grâce de la photogénie est qu'elle peut capter l'attention de celui qui regarde, et à l'occasion faire oublier quelle est l'action qui est en cours, au profit d'une admiration que l'on ressent devant une image fixe ou mobile ; certes, les goûts varient considérablement d'un sujet à l'autre ; nous ne trouvons pas tous photogéniques les mêmes sujets ni les mêmes séquences filmiques ; pourtant, en général, il y a un consensus ; les opérateurs de cinéma, ainsi que les photographes d'art à l'époque des photographies argentiques, savaient comment analyser un visage d'une façon plus ou moins précise ou instinctive, le faire tourner, relever le menton, capter une expression des paupières et des yeux, et finalement rendre fascinante cette image, par opposition à la banalité des éléments d'alentour qui semblent ne même plus exister.

Le professionnalisme dans ce domaine paye ; un opérateur de talent pourrait-il rendre beau le visage de Michel Simon, homme d'une laideur particulière, qui a joué de son physique pour être inquiétant comme dans le docteur Faust, un film où il incarne le diable lui-même ?

Ma réponse est certainement oui : ayant fréquenté un certain nombre de professionnels du cinéma, j'ai compris que leur talent était particulier pour mettre en valeur un visage ou un corps ou un décor par une vision instinctive ou une régie des volumes et des lumières, puis mettre tout cela en avant dans un processus qui nous apparaîtra plaisant, alors que toute autre approche ne semblerait que banale et sans intérêt.

Pourquoi rapprocher la photogénie & la chirurgie esthétique

Ce rapprochement effectué par Raquel Fonseca n'est pas simplement un acte de l'esprit : en effet le but de la chirurgie esthétique est aussi de rendre « plus que moins beau » ce qui apparaît banal et sans intérêt. Cela procède aussi de cette étude particulière du visage ou du corps que doit faire le chirurgien esthétique pour établir une échelle de valeur de ce qui peut être satisfaisant et apparaître comme susceptible d'être embelli par le bistouri. Puis de projeter une intervention chirurgicale dans lequel il enlèvera où il ajoutera les éléments constitutifs du corps de l'autre pour qu'il réponde à une sorte d'équilibre et d'harmonie visuelle, vision que doit absolument partager le patient dûment informé quand il s'examine devant son miroir.

L'aspect « normal » n'est pas la photogénie

Parfois la beauté pour certains c'est d'être normal Raquel Fonseca

Tous les autres membres de l'entourage de l'opéré doivent remarquer un changement positif mais naturel, lui disant principalement : « tu as changé quelque chose, je ne sais pas quoi, mais tu as bonne mine. » Si la société amicale ou familiale de ses proches conteste, remarque l'opération ou la critique, au lieu d'exprimer son accord enthousiaste aux transformations effectuées, le patient risque une dépression ou des remords, voire il entame une procédure contre son chirurgien… Donc dans l'idéal, il est bon que les membres de la famille ou les amis ne remarquent rien d'artificiel, et que cette beauté nouvelle qu'arbore le patient opéré provienne simplement d'une meilleure mine naturelle, d'un aspect reposé, ou d'une pratique réussie d'un régime ou d'un sport qui muscle.

Il ne s'agit donc pas du tout pour le chirurgien de suivre des normes qui sont toujours variables en fonction des sociétés dans lesquelles nous vivons et de l'époque de notre existence ; il n'est pas question de nier ces normes, qui contribuent à façonner le regard ambigu d'une société intoxiquée par les images répétitives de la publicité et des réseaux sociaux ; mais il ne faut pas non plus prendre l'inverse de ce qui est la norme d'apparence dans une société donnée ; ce n'est pas tant la norme que le chirurgien esthétique doit respecter, que l'obligation absolue de créer une nouvelle apparence normale, non choquante. Le fait qu'elle soit considérée comme photogénique et belle vient en plus, car il s'agit alors de mettre en valeur, d'illuminer de faire ressortir quelques accents particuliers de l'apparence qui eux vont témoigner de la photogénie du sujet.

La photogénie perçue non par le sujet, mais au moyen d'une caméra

Le fait fondamental de la photogénie est que la personne elle-même ne peut pas en décider au simple regard de lui-même dans le miroir.

La photogénie est un processus qui reste mystérieux et qui n'est décelable que par un autre qui examine des photographies ou un film. Avec une grande habitude de ces repérages dans les books photo vidéo des candidats acteurs, ce qui exige une longue expérience de professionnels de l'image, ces spécialistes du casting sont capables de décider, en voyant un candidat devant eux, s'il passera bien ou non à l'écran noir et blanc couleur ou à l'antenne télévisée ; le choix du personnage idéal peut parfois imposer des castings délabrants pour la psychologie de ceux qui s'y soumettent…

Cela peut-être très difficile d'entendre : « Non tu ne fais pas l'affaire, tu ne passes pas bien à l'écran... » ! Heureusement certains comédiens connaissent les trucs qui peuvent les rendre plus séduisants à l'écran, moins invisibles :

- tenir la tête haute et regarder la caméra ;
- se redresser et ne pas paraître voûté ;
- incliner légèrement la tête pour entraîner une petite différence des deux côtés si l'on veut masquer une asymétrie naturelle du visage ;
- éviter de présenter des rides frontales importantes ou des rides du lion ;
- ne pas avoir un visage fatigué et qui ne bouge pas ;
- éviter la bouche triste et les coins de la bouche vers le bas, donc être plutôt souriant attentif que lointain, imperturbable et blasé ;
- protéger sa dentition, si elle n'est pas parfaite, par un sourire à demi intensité ;
- etc.

Toutes ces manœuvres sont parfaitement connues des candidats au cours des castings, on peut y rajouter les astuces de maquillage mais actuellement le maquillage est plutôt contre-indiqué s'il est excessif dans les séances de casting. Bien sûr, c'est très différent que de présenter un visage quand on choisit d'être un acteur pour un rôle où on est un méchant ou un dur ! Mais même dans les conditions extrêmes, il est nécessaire que le visage présente une personnalité particulière ; il faut donc que le photographe sache mettre en valeur un menton fort, des yeux enfoncés et perçants, un rictus particulier, bref toute caractéristique singulière qui fait du candidat un individu particulier qui capte l'attention d'une façon originale et intense.

Posséder une photogénie est un don divin

Ainsi, avoir un visage photogénique représente un atout formidable dans tous les métiers où il s'agit d'être en représentation ; il existe un sentiment discret d'adhésion et d'admiration de la part des spectateurs devant un visage photogénique, car, après tout, la photogénie, c'est une façon d'être beau assez naturelle et discrète ; dans ce cas, l'image captée par un appareil photo, ou une prise de vue cinématographique, ou même un selfie rapide et instinctif, offre un avantage immense à celui qui détient ce pouvoir mystérieux de pouvoir capter la lumière mieux que les autres.

Chapitre 2

Lumière & ombre pour la photogénie

Le jaillissement toujours autre de la lumière et de son infini rayonnement.
Raquel Fonseca

La lumière joue un rôle fondamental pour éclairer le visage d'une façon singulière, extranaturelle, contrastée ; si l'utilisation de la lumière artificielle est devenue une activité professionnelle pour les photographes, ou les cinéastes, ou ceux qui sont intéressés par la prise de vue, il n'en est pas de même pour nous, chirurgiens, qui n'avons aucune formation, ni en physique des ondes lumineuses, ni en théorie de la prise de vue, ni en leçon de placement des lampes éclairantes quand il s'agit de faire des photographies professionnelles à usage médical.

La lumière naturelle, une excellente lumière

Peut-être du fait de notre incompétence en matière d'utilisation des lumières artificielles pour éclairer un sujet, nous avons, en tant que chirurgien, une certaine appétence pour faire des photographies en lumière naturelle ; nous avons été très souvent surpris et désappointé lorsqu'il existait des rayons solaires qui venaient perturber nos photographies ; aussi, nous sommes-nous réfugié bien souvent, dans des zones où il existe une lumière douce et naturelle pour faire nos photographies pré- ou post-opératoire, sans éclairage artificiel. L'inconvénient de ce système est qu'il a tendance à noyer les creux et les bosses, ce qui rend impropre cette lumière si l'on doit montrer aux patients les sillons nasogéniens, ou les rides du front, ou les creux de la vallée des larmes, ou les saillies graisseuses du corps. Néanmoins l'utilisation de cette lumière naturelle reste très intéressante parce que la patiente ne va jamais penser qu'on a tenté d'exagérer les déformations qu'elle présente, qu'elles soient liées au vieillissement ou à des anomalies génétiquement programmées ; c'est notamment le cas des déformations esthétiques du nez ou du menton ou des paupières.

L'utilisation de la lumière artificielle est plus professionnelle

Sous l'influence des conseils des photographes professionnels, et en observant leur façon de faire quand il s'agit de photographier des visages ou des corps, il apparaît que l'utilisation de la lumière artificielle à un immense intérêt : elle permet de souligner des détails autrement très peu visibles, de mettre en valeur les creux et les bosses, d'accentuer les effets de vieillissement ou de pesanteur du corps ou du visage ; pour ce faire, l'utilisation du flash annulaire est contre-indiquée car il écrase toutes les lumières ; les installations prévues par les professionnels qui nous livrent des studios photo clé en main permettent de disposer d'au moins deux sources de lumière, une de chaque côté du sujet, de façon à pouvoir les déplacer et à moduler l'intensité de chacune des lampes d'éclairage, afin d'obtenir un gradient de lumière différent, ce qui permet de recréer un volume sur une photographie en deux dimensions, et évidemment de recréer un volume intéressant s'il s'agit d'une prise de vue en trois dimensions ou en vidéo.

Mais le réglage de ces lumières est fastidieux ; il faut vraiment que le chirurgien se transforme en homme de l'art de la photographie pour parvenir à un résultat constamment satisfaisant.

C'est donc pour le chirurgien une perte de temps et une difficulté supplémentaire. C'est pourquoi dans un certain nombre de cas les chirurgiens se contentent soit d'utiliser la lumière naturelle, soit de disposer d'une seule lumière : une sorte de flash orientable qui leur permettra peut-être de créer plus d'ombre et de lumière sur un profil du visage, ou sur une anomalie des lèvres supérieures ou inférieures, pour mieux faire ressortir le problème qu'ils vont avoir à traiter chirurgicalement.

Toute la difficulté est alors d'avoir le même éclairage dans les photographies pré- et post-opératoire, ce qui suppose une installation dédiée, avec des repères fixes pour chacun des instruments nécessaires à faire ces photographies : l'appareil photo à une distance fixe, et un bon repérage de la source de lumière en ce qui concerne son placement et la direction du flux lumineux ainsi que son intensité ; c'est plutôt difficile pour nous qui passons plus de temps à réfléchir à l'opération que nous allons faire plutôt qu'à la qualité des images que nous allons produire, en esquivant le problème de la responsabilité médico-juridique que toute prise de photographie implique ; or nous avons tendance à sauter allègrement au-dessus de cette inquiétude, qui se révèle être majeure si jamais il y a une contestation à propos de notre résultat opératoire.

Chapitre 3

Avec des photos d'un patient très jeune

L'entre-deux en chirurgie esthétique est le moment de la coupe décisive qui enlève toute trace indésirable au profit d'un trait qui met en avant dans la visibilité des corps ou des visages ce qui était ressenti comme ombragé. Raquel Fonseca

Il m'est arrivé autrefois que des patients venus consulter pour un acte de chirurgie esthétique notamment au niveau du visage, à la recherche d'une correction de leur vieillissement le plus souvent, sortent de leur sacoche des photographies de leur apparence quand ils avaient 20 ou 30 ans. Cette initiative, qui était presque irritante au départ, car elle semblait indiquer que le patient voulait retourner à cette apparence très ancienne, m’a fait comprendre avec l'expérience que tel n'était pas le cas ; ces patients désiraient avant tout me montrer le point de départ de leur physique, à une période de leur vie où ils se trouvaient encore beaux et désirables. Il est vrai que certains patients vieillissent de telle façon que l'on peut facilement les reconnaître, de leur jeunesse à leur âge avancé. Mais, pour un certain nombre d'entre nous, les modifications physiques sont tellement radicales que l'on ne croirait jamais qu'il s'agit de la même personne quand on examine ces photographies très anciennes. Qu'il s'agisse d'une prise de poids, ou d'un amaigrissement progressif avec creusement des traits, la transformation qui est patente pose beaucoup de questions sur les mécanismes biologiques en jeu, sur les influences génétiques, et aussi celles qui sont liées au mode de vie qui peut être destructeur : abus de soleil, de tabac, d'alcool, grands stress liés aux désordres de la vie sentimentale ou familiale.

J'ai donc complètement changé mon approche devant ces patients qui ont besoin de m'éclairer sur comment ils étaient auparavant ; cela est très différent que de montrer des photographies de vedettes ou de stars auquel le patient voudrait ressembler, ce qui n'est pas coupable en soi, et peut aussi provenir d'un désir de nous faire comprendre plus prosaïquement ce que le patient trouve plaisant dans ces icônes vivantes ou disparues qu'il admire.

Bien entendu, si le patient exprime son désir de ressembler à son idole et de subir des opérations en vue de générer une ressemblance biologique par des opérations itératives de complaisance, cela doit être fermement repoussé : en effet, il y a un danger d'être face à un patient psychotique ou paranoïaque ; ce patient un peu délirant va nous expliquer ce qu'il trouve beau ; cela n'est pas déraisonnable en soi ; mais exiger une opération « mimétique » témoigne d'un désordre profond de la personnalité. Cette dernière démarche ne me paraît pas pouvoir être assumée par le chirurgien compétent, même si dans l'absolu il existe des techniques opératoires qui pourraient approcher de ce fantasme. Au demeurant, il m'arrive actuellement, et ce depuis de nombreuses années, de demander aux patientes désireuses d'une opération de type *lifting*, ou rhinoplastie, ou blépharoplastie, de m'apporter des photographies de leur apparence, sériées tous les 10 ans, pour approcher les mécanismes du changement physique qui s'est imposé au fil du temps. Cela a une importance, même pour l'élaboration de la technique opératoire qui sera employée, notamment par les perspectives volumétriques qu'il faut bien envisager si le visage est devenu trop gros ou au contraire trop maigre et creusé. C'est notamment le cas au niveau des tempes, des joues, de la longueur relative du nez, et de l'aspect des lèvres blanches et rouges, dont le destin peut être funeste chez la femme, et entraîner l'aplatissement des tissus avec apparition de ridules, appelées plaisamment codes-barres par les proches, malheureusement jamais avares de moqueries et de critiques.

La confrontation de ses anciennes photos avec les nouvelles photos pratiquées par le chirurgien a l'immense intérêt de visualiser le changement survenu dans les différentes localisations qu'il conviendra de corriger d'une façon efficace, stable, et pas trop invasive. Cela peut rendre un patient moyennement convaincu de l'utilité de son opération onéreuse et difficile à supporter, même par un patient convaincu pleinement, et qui adhère parfaitement au protocole thérapeutique qui est envisagé, quels qu'en soient l'intensité, la difficulté et le coût.

La seule grande difficulté résiduelle, insoluble, une fois l'intervention réalisée, est la constatation par le patient que le résultat de son opération n'est pas conforme à ce qu'il attendait, malgré des éléments patents d'amélioration sur les photographies pré- et post-opératoires. Il y a là une source de conflit potentiel, de récriminations ; il faut toutefois bien comprendre et accepter la déception d'un patient qui n'a pas le résultat escompté, absolument parfait, surtout que son appréciation peut être basée sur une constatation trop proche de l'intervention : il faut en effet plusieurs semaines et mois de dégonflement et de cicatrisation intérieure pour qu'on puisse considérer le résultat comme stabilisé ; c'est pour cela qu'il existe la règle des 6 mois, car après ce temps écoulé, on observe environ 95 % de résultats stabilisés par rapport à un résultat final. Celui-ci peut prendre jusqu'à 2 ans d'évolution, comme pour une rhinoplastie chez une patiente présentant une peau très épaisse ou grasse !

Dans mon expérience, l'éventualité d'une retouche doit toujours être envisagée quand on examine les photographies préopératoires, en arguant de la difficulté du contrôle parfait de la cicatrisation interne des tissus, et de possibilités techniques qui restent limitées à des gestes bien codifiés pour toutes les opérations ; ces retouches éventuelles ne sont jamais des transformations radicales, mais des améliorations qui peuvent nécessiter des petits gestes opératoires en fonction des différentes évolutions, et de l'état des tissus que l'on est amené à remplacer ou à mettre en valeur. L'éventualité d'une retouche fait donc partie intégrante de l'information initiale que l'on donne aux patients avant même que de faire la première opération qui est prévue et que l'on espère bien être définitive.

Chapitre 4

La captation des volumes

La photographie en trois dimensions

Reproduire le relief visible par nos yeux sous la forme d'images spécifiques décalées perçues en même temps, ce qui crée une illusion de relief : c'est le principe de la stéréoscopie.

C'est une tentative très ancienne ; certains auteurs prétendent d'ailleurs que l'anglais Charles Wheatstone, en 1838, avait inventé un dispositif inaugural de la vision 3D, grâce auquel les deux yeux voyaient chacun une image décalée, du fait des miroirs décalés placés au bout d'une longue vue spéciale – ce qui créait l'illusion d'un relief perceptible ; il l'aurait présenté à une société savante de Londres.
Les spécialistes de l'histoire de la stéréoscopie retrouvent des documents encore plus anciens ; ils semblent prouver que déjà Euclide et Léonard de Vinci s'étaient intéressés à l'obtention d'une image en relief, mais leurs astuces ou plans ne nous sont pas parvenus… Au XVIème siècle, Giovanni Battista Della Porta et Jacopo Chimenti représentent des objets sous des angles différents, ce qui pouvait donner lieu à une vision en 3D… Albrecht Dürer (1471-1528), grand dessinateur et graveur allemand, imagine le « perspectographe », qui permet de dessiner des perspectives rigoureuses, donnant une impression de profondeur réaliste. Le peintre initiateur de la renaissance en Italie, Piero Della Francesca, s'en inspirera pour un tableau célèbre, « la cité idéale », en 1475. Au domaine scientifique des certitudes établies, on crédite l'Écossais David Brewster d'avoir introduit la photographie dans la prise de vue

stéréoscopique, ce qui a eu un impact immédiat sur la foule des spectateurs avides de pouvoir bénéficier de cette acquisition technologique majeure ; du coup la construction en série de stéréoscopes fut faite en 1850 par le Français Dubosc ; la reine Victoria, passant dans une exposition universelle à Londres en 1851, craqua pour un appareil de stéréoscopie, ce qui lança la mode des stéréoscopes qui permettaient de voir des monuments en relief et toutes sortes d'autres images, dont évidemment des portraits mais aussi des images licencieuses.

Les développements de la chimie liés aux procédés photographiques qui ne cessaient de se perfectionner ont accompagné également ceux de la stéréoscopie jusqu'aux années 1880.

Les appareils stéréoscopiques de l'époque ont servi même au début du et pendant la première moitié du XXème siècle comme objets précieux et cadeaux, notamment dans les écoles au moment de la remise des prix, ou offerts par les parents pour les enfants méritants ; moi-même j'en ai bénéficié ! Et j'ai pu voir les jeux d'eaux à Versailles en noir et blanc, avec un rendu éblouissant et un relief saisissant. De nos jours, les techniques de stéréoscopie reprennent du poil de la bête ; il existe plusieurs sortes de techniques qui permettent de rendre le relief ; sans parler des méthodes holographiques et informatiques lourdes que ces dernières techniques nécessitent, il existe de nombreux petits moyens qui permettent par exemple de rendre le relief sur une carte postale quand on l'incline plus ou moins.

En fait, le principe de la photographie en relief consiste à reproduire la vision binoculaire, car c'est le cerveau qui fera l'association de deux images et nous procurera une sensation de relief.

Des tentatives très anciennes, une évolution rapide

Louis Ducos du Hauron est un photographe français qui crée en 1895 le premier anaglyphe : littéralement, il s'agit d'une ciselure en relief qui mélange deux images de couleurs différentes sur une pellicule, afin qu'elles soient décodées, au moment du visionnage. Un autre français, Étienne-Jules Marey, en 1887, réussit à reproduire le vol d'un goéland dans son appareil nommé le zootrope, un système astucieux à miroirs décalants, mais trop complexe pour être industrialisé. Les spécialistes créditent donc un photographe anglais

William Friesen-Greene, qui, en 1890, met au point des images 3D animées par un appareil photo spécial.

L'industrie du cinéma est celle qui actuellement fait le plus progresser la conception des images en trois dimensions.

Les grands principes des images animées en 3D

Le principe est relativement simple mais la réalisation est très complexe :
1) On commence par modéliser les images que l'on veut créer à partir d'images existantes. Il s'agit de cartographie très précise : chaque point de l'espace est repéré et positionné selon 3 axes mathématiques, un peu comme dans un scanner en radiologie.
2) Puis à l'aide de logiciels surpuissants, on pratique ce qui s'appelle le rendu afin de créer cette image cohérente.
3) La troisième étape peut consister à animer, ombrer, et faire se déplacer l'objet créé. Des Français tels Gouraud, puis Phong, se sont illustrés en créant des algorithmes mathématiques capables de colorer et d'ombrer des faces des objets, qui sont alors réduits à des polyèdres de plus en plus petits, articulés et représentant toutes les facettes des objets concernés.

Les progrès actuels de l'imagerie 3D ont permis le développement de sites internet immobilier, qui reproduisent un appartement à visiter ; ou bien, à l'aide de casque de réalité virtuelle, il devient possible de s'immerger dans un monde métavers, dans lequel on peut se déplacer et effectuer des actions complètement synthétiques, allant jusqu'à l'élimination d'adversaires ou la destruction de territoires.

Il y a eu des applications chirurgicales de ces casques de réalité virtuelle, pour essayer de suivre les tissus profonds dont on a une image par le scanner ou par l'échographie, afin que le chirurgien puisse se déplacer à l'intérieur d'une plaie opératoire, tout en ayant pleine conscience de tous les tissus qui entourent les tissus traversés et opérés !

Chapitre 5

Filtres & autres effets Snapchat & TikTok

Objectifs

Beaucoup de jeunes gens de nos jours se servent de filtres photographiques numériques pour essayer d'embellir, ou de modifier leur image. Les raisons de ce comportement sont multiples, puisqu'elles proviennent à la fois d'un désir narcissique de se trouver plus beau ou plus intéressant ; une autre motivation est que, par la création de cette singularité, on peut étonner ceux qui vous observent et vous suivent ; une autre raison est plus simplement de choquer le public car, comme on dit : « Quand on le prend dans la tête on en prend plein les yeux ! »

Ces filtres multiples ont un rôle social évident ; mais ils sont un peu dangereux pour le chirurgien s'il tente de se plier à la réalisation de cette demande ; car, s'il est amené à en parler avec un patient qui veut à tout prix lui montrer comment il veut devenir grâce à des filtres appliqués sur son image, images truquées obtenues facilement sur le smartphone, le passage chirurgical, à partir de l'image trafiquée et la réalité possible et obtenue, méconnaît un élément fondamental, qui est le problème de la cicatrisation, capable à elle seule de transformer en catastrophe ce qui aurait pu être une belle opération : soit à cause d'une cicatrice qui devient trop visible, soit parce que la cicatrisation interne est déficiente et va bouleverser le résultat pour le transformer d'attirant en détestable.

Chaque jour, naissent de nouveaux filtres Snapchat ou TikTok, propulsés vers le jeune public par des informaticiens brillants qui savent à la fois manier les codes ultramodernes de l'image et les codes dérivés de l'informatique !

Le mode de communication quasi immédiat offert par ces images Internet va entraîner des centaines de milliers de demandes pour obtenir des applications au départ gratuites, et ensuite le plus souvent payantes, selon un processus économique maintenant bien établi ; il y a donc des fortunes à se faire pour les informaticiens qui souhaitent trouver un débouché à leur imagination sans limite.

Le recensement des utilisateurs actifs pour Snapchat se chiffre à près d'un milliard d'utilisateurs actifs – qui sont le plus souvent des adolescents ou bien de jeunes adultes avides de trouver de nouvelles images en ce qui les concerne.

De plus, à part les images fixes que l'on peut obtenir il y a maintenant la possibilité de créer des « réels », donc des vidéos de très courte durée qui sont d'un réalisme bluffant ; on parle de réalité augmentée, mais ce qui est augmenté est la transformation surprenante, voire choquante – allant jusqu'au transhumanisme – pour ceux qui sont adeptes des images extrêmes, et ils ne sont pas qu'un petit nombre.

Certains journalistes et commentateurs signalent d'ailleurs que l'échange de ces filtres Snapchat ou TikTok présente un caractère séducteur et peut entraîner un jeune adolescent, d'une part à essayer ces filtres, et d'autre part à entrer en contact avec une communauté qui les utilise, avec tout ce que cela comporte comme danger, prosélytisme ou exploitation d'une naïveté à des fins purement de séduction ou de perversion sexuelle.

Outils

Filtre Vogue Noir, (créateur : Tyler Allen). Il permet de donner à la photographie du sujet une vague allure récréative de mannequin, façon journal *Vogue* d'autrefois : un journal bien connu des personnes qui s'occupent de la mode et de la vie privée des gens célèbres.

Anime Blush (Kiki). Il s'agit d'un filtre qui permet de colorer les joues en rose et de donner donc une allure de bonne mine lorsque vous êtes un peu pâle et fatigué par une nuit épouvantable ; ce côté bonne mine est plaisant et il est destiné à vous mettre en valeur.

Sailor's Cap (Snapchat). C'est un filtre rigolo qui vous transforme en Popeye, ce personnage de bande dessinée et animée qui s'est gonflé ses muscles à l'aide d'une ingestion d'une boîte d'épinards ; cela vous permet également de fumer la pipe et de vous donner un air comique de série B.

The Elders (JP Pirie). Il s'agit d'un filtre effrayant qui, à partir d'une photo de vous, vous transforme en vieillard momifié à la façon Ramsès II fatigué : l'effet est plutôt monstrueux mais il est sûr que lorsque quelqu'un le reçoit, il ne partage pas un enthousiasme fantastique pour s'attacher à votre image…

Old (Snapchat). C'est un filtre amusant, surtout pour un chirurgien esthétique : en effet, il ajoute des rides et vieillit le visage d'une façon qui n'est pas complètement ridicule ; mais l'effet obtenu est plutôt négatif. Si cela peut avoir un intérêt pour un individu qui veut savoir comment il pourrait devenir plus tard sans avoir à regarder un membre de sa famille auquel il ressemble, ce filtre peut avoir un petit intérêt pour effrayer et surprendre l'entourage…

Néon Horns. C'est un filtre maléfique qui permet de rajouter des cornes à un individu et lui donner un masque effrayant qui le « faunise » ; c'est peut-être une image à envoyer à une jeune femme qu'on n'arrive pas à séduire, de façon à ce qu'elle ne regrette absolument pas la fuite qu'elle a pu manifester à votre égard…

My Twin. Ce filtre vous permet de créer votre jumeau du sexe opposé avec un changement multiple au niveau de la couleur des yeux, de la coiffure et de l'apparence de la peau ; c'est donc le frère ou la sœur que vous n'avez jamais eu et que vous n'aurez jamais !

Vintage Camera (Snapchat). Il s'agit d'un filtre amusant qui transforme une photographie récente en une image d'autrefois avec des bordures et des couleurs sépia, avec un grain photographique qui fait ressembler le cliché à un cliché des années 1950.

Polaroid Frame (Saman Hasan). Ce filtre amusant est intéressant car il transforme vos clichés réels en vieux cliché Polaroid du même format, et vous permet en fait de vous plonger dans ce monde incroyable des photographies instantanées qui par leur regroupement pouvaient faire des œuvres d'art très aimées par des artistes célèbres comme Andy Warhol et autres.

Mustaches (Snapchat). Si vous aimez faire le moustachu voilà le filtre qu'il vous faut, vous serez intemporel et transformé en beau velu de la lèvre.

Fashion Sun glasses (Snapchat). C'est un filtre particulier qui vous rajoute une barbe longue et des lunettes, vous faisant ressembler à des motards des années 50 qui paradent sur leur moto, tatoués, velus et dangereux

Fire Glasses (Snapchat). C'est un filtre parfait pour déclarer sa flamme, car vous êtes affublé de lunettes qui transmettent des flammes très photogéniques…

Rosy lips Grain (Nik). Il s'agit d'un filtre particulier, qui vous met du rouge à lèvres plus ou moins intensément ; celui-ci évidemment vous transforme en vedette de cinéma glamour…

Golden Hour (Jalen Lee). Nous avons tous remarqué qu'au coucher du soleil il existe une luminosité magnifique qui rend les photos incroyablement belles ; c'est le but de ce filtre, qui utilise une technologie informatique particulière pour rendre l'atmosphère de la photo beaucoup plus romantique grâce à la lumière travaillée très spécialement dans cette application.

Pecan (Lucke bains). Si vous désirez paraître plus bronzé et que votre peau blanche vous irrite au niveau du visage ou du corps, vous pouvez utiliser ce filtre, qui vous transforme en amateur de Tahiti qui a passé de longues journées au soleil !

Bold glamour (TikTok). C'est un filtre de belle mine artificielle, très à la mode ; on en parle énormément en ce moment, car, grâce à l'intelligence artificielle, le filtre *Bold Glamour* arrive à améliorer un visage, ou gommer ce qui peut être choquant ou négatif, tels des volumes disproportionnés, mais aussi en augmentant les lèvres et les volumes ; cela crée automatiquement un *look* de mannequin très réussi ; on reconnaît néanmoins le visage d'origine malgré la transformation réalisée par *Bold glamour*... On peut considérer que c'est le filtre ultime, puisque certaines patientes qui sont passées par son utilisation exigent de leur chirurgien qu'il réalise l'image obtenue par le filtre ! on peut dire que les résultats du filtre sont très bluffants, et permettent d'obtenir une image idéalisée de chaque individu, grâce à cette intelligence artificielle. Heureusement que cette intelligence artificielle n'opère pas vraiment, et que *Bold glamour* n'est qu'un filtre Snapchat ou TikTok, ce qui est plutôt rassurant.

Les chirurgiens ne s'en servent pas à ma connaissance pour préparer leurs interventions ; mais il s'agit bien d'une tendance, dont on ne sait pas à quel point elle va pénétrer le public et surtout celui des adolescents, générant ainsi une demande qui est exagérée par rapport aux résultats que l'on peut obtenir chirurgicalement.

Chapitre 6

Autoportrait, caricature & selfie

Pour obtenir une belle image de soi il faut que le corps transformé aille resplendir dans l'axe de la lumière qu'il rayonne et transmet à son tour. Raquel Fonseca

Histoire

La nécessité du portrait est apparue depuis très longtemps, bien que l'on n'ait pas trop de notions sur les représentations du visage par les hommes préhistoriques ; il existe toutefois des sculptures qui prouvent que les artistes de l'époque avaient déjà le sens de la ressemblance et de la dramatisation.

Cette nécessité du portrait vient aussi bien du désir d'identification d'un individu, que de la représentation d'un être lointain dont on veut connaître le visage avant de le rencontrer.
Les historiens s'accordent à dire que c'est au XVème siècle que le portrait s'est particulièrement développé dans la peinture, et aussi la sculpture.

Mais auparavant, de magnifiques portraits ont été réalisés une centaine d'années après Jésus-Christ dans le territoire du Fayoum, en Égypte ancienne ; il s'agit de portraits de défunts, dont la famille souhaitait conserver une image pour honorer leur mort ; c'étaient des portraits sur du bois ; beaucoup ont été conservés et ont servi de base de dessin aux artistes byzantins.

Plus tard, au Moyen-Âge, on retrouve dans les enluminures des représentations de gentes dames dont les scribes de l'époque dessinent le portrait à des fins d'illustration de personnages d'une certaine célébrité.

On ne retrouve pas souvent d'autoportrait reconnu comme tel. Marcia peint son autoportrait, dans une enluminure du *Maître du Couronnement de la Vierge*, connue en France en 1403, figurant dans la traduction de l'ouvrage de Boccace, « De mulieribus claris », (1374), Paris, visible à la Bibliothèque nationale de France.

Pour parvenir à cela, il a fallu braver les interdits de l'Église ; certains peintres se sont représentés dans des scènes religieuses, en compagnie de personnages célèbres du Nouveau Testament ; on doit accepter l'idée que les peintres ont trouvé en eux-mêmes une ressource de beauté ou d'originalité à représenter, et que cette audace picturale pouvait passer auprès des spectateurs comme un clin d'œil à des contemporains curieux et pas trop critiques !

La caricature est apparemment un moyen plus original et plus percutant de caractérisation et de dénigrement, utilisée par des artistes, mais aussi par des opposants politiques, pour marquer leur mépris de certaines personnalités contemporaines.

À l'évidence entre ces deux formes de représentation de personnages connus, il existe une opposition formelle : le portrait, qui au moins au début est censé être flatteur, et mettre en valeur le personnage qui se représente ; et la caricature, qui ne fait que grossir un trait cruel, afin de ridiculiser un personnage dont on veut se moquer.

Dans la Grèce antique, Aristophane et Aristote citent le caricaturiste Pauson qui enlaidissait certains personnages de leur entourage.

Ce qui est fascinant, c'est d'examiner les caricatures réalisées par Léonard de Vinci, qui cherchait, dans les anomalies des visages de ses contemporains, grossies par son trait impeccable, à démontrer les soubassements psychologiques détestables qui contribuent à la laideur physique ; tout cela regroupé dans des carnets de dessin un peu épars, qu'on prend plaisir à feuilleter, et aussi à copier pour mieux comprendre la véracité de son trait.

Ce qui est troublant dans ces représentations caricaturales, c'est la précision du rendu exagéré de certains endroits du visage ou du corps, qui est mise en avant, soulignée par la technique picturale, et qui permet à la fois d'identifier le personnage, mais aussi lui attribuer des pensées ou des vices cachés – propre à les ridiculiser, tout en marquant un parfait ajustement à la réalité du personnage.

Dans ces conditions, on pourrait considérer que la photogénie n'est présente que dans les portraits flatteurs que font certains artistes, surtout à partir du XVème siècle. Ils essaient de rendre leur apparence belle, soit isolément, dans un tableau de petit ou moyen format, soit dans un cadre plus large, où ils font partie d'un groupe de personnages représentés.

Considérés simplement sous l'angle de la photogénie, les grands peintres que nous connaissons se sont représentés sous un trait plutôt flatteur ; bien sûr ils n'allaient pas s'enlaidir…

La beauté de leurs représentations culmine avec les grands peintres les plus connus : Raphaël, Botticelli ou Léonard de Vinci ; puis les Pontormo, Caravage, le Titien, et tous les autres, qui ont fait flamber la période de la Renaissance italienne au sommet des grands achèvements artistiques. Il semble que ce soit le premier qui est représenté un des Médicis dans un tableau peint sur une fresque. Toutefois, en Flandre et en Allemagne, les artistes n'étaient pas en reste ; Lucas Cranach, Memling, ont fait la gloire artistique des pays du Nord, peu de temps après les peintres flamands qui peignaient déjà à l'huile, technique qui ensuite été introduite en Italie pour irriguer la Renaissance italienne.

Une mention particulière doit être faite en ce qui concerne l'allemand Albrecht Dürer qui s'est représenté en une beauté singulière au niveau de son visage, mais aussi au niveau de son corps ; on sait qu'il avait porté une attention particulière à des mesures précises pour essayer d'établir un code des proportions du corps, dans un traité qui est parvenu jusqu'à nous. Il a aussi inventé un miroir à perspective, qui permettait de faire une représentation en trois dimensions. Comme Léonard de Vinci, tout l'intéressait : les formes des tiges et des plantes, sa représentation minutieuse des silhouettes féminines et masculines, afin de fixer les règles mathématiques qui régissent les divines proportions.

Les autoportraits réalisés par les artistes étaient au départ plus destinés à montrer l'auteur du tableau, avec un caractère un peu flatteur, une sorte de signature que seuls certains spectateurs pouvaient reconnaître sans s'en offusquer. En regardant de près certains de ces portraits, on remarque que déjà ces artistes ont essayé de figurer quelques caractéristiques psychologiques codées dans leur tableau, ajoutant donc une part de mystère à la sincérité de leur représentation.

Progressivement, ces artistes ont éprouvé la nécessité (comme les photographes, plus tard), d'entourer le simple portrait du personnage par des objets qui témoignaient de traits particuliers, qu'il s'agisse d'objets ou d'animaux, d'ailleurs. On ne peut pas en tirer grand-chose par rapport à la psychologie du personnage.

En modifiant les angles de vue, de face, de profil, du sujet peint, ou au travers des reflets dans un miroir, ils ont exploité au maximum les possibilités des reflets et des lumières, ajoutant des touches de mystère et de magie à des portraits comportant une symbolique parfois complexe à comprendre – si l'on n'est pas un critique averti ou un historien particulièrement introduit dans la profondeur de la création de ces œuvres.

D'ailleurs il faut souligner que l'invention de la miroiterie a joué un grand rôle dans la possibilité de la représentation et de l'autoportrait, car d'une part le miroir permettait de placer dans un seul plan les volumes que l'on peint devant soi, et d'autre part de créer une distance entre l'artiste et son reflet dans le miroir, s'il se représentait de cette façon !

Cela a été démontré par Albrecht Dürer qui a inventé le perspectographe.

Mais le développement le plus singulier de la représentation est venu avec la photographie, et surtout au moment du développement du cinéma, avec les photographes de plateau ; ceux-ci devaient à la fois montrer l'image des stars qui jouaient des rôles dans les films, mais aussi rendre l'atmosphère de ce film, en capitalisant sur leur virtuosité technique pour l'éclairage. Cela est visible, surtout pendant la période des photos noir et blanc, où il fallait une virtuosité du coup d'œil et de la prise de vue, qui probablement sont inégalées aujourd'hui ; seuls certains grands photographes ont été capables de se mettre à la hauteur des géants des plateaux des années 1950 à 1980. Un des géants fut Alain Adler, récemment exposé à la Galerie Roger Viollet, très célèbre agence de photographe situé dans le Quartier latin à Paris.

Astuces pour paraître plus photogénique sur une photo de soi

Si l'on en croit les photographes qui parviennent à une représentation flatteuse, qu'il s'agisse d'eux-mêmes quand ils se prennent en photo, ou de leurs clients, il est nécessaire d'associer trois manœuvres très importantes :

1) *Trouver les angles du visage qui attraperont bien la lumière*, et permettront de reconnaître facilement le sujet ; cette recherche de la luminosité, que certains sujets peuvent refléter, est extrêmement spéciale, singulière, et pas du tout évidente à capter sans une grande formation audiovisuelle.

Je me souviens d'un jour où, à l'hôpital Boucicaut, j'assurais une consultation banale, quand une équipe de télévision est venue choisir des candidats qui devaient être opérés et qui accepteraient d'être photographiés, avant, pendant, et après l'opération ; il y avait une patiente qui m'a paru être une parfaite candidate pour ce projet ; mais le cameraman qui était derrière moi me dit : « Non, cette patiente ne fera pas l'affaire ; elle passe mal à l'écran. » Après que fussent passés quelques autres patients, une jeune femme vint consulter, qui me paraissait très ordinaire ; le cameraman, derrière mon épaule, me chuchota : « C'est elle ! »

Très étonné de cette affirmation, je me suis déplacé pour voir l'image à l'écran de la caméra ; effectivement, le cameraman avait raison : cette patiente prenait remarquablement la lumière au niveau de ses pommettes, et son regard un peu lourd mais profond marquait une identité visuelle indiscutablement forte, que je n'avais absolument pas perçue en lui posant les questions nécessaires à l'établissement de son dossier et à l'exposition de ses demandes d'amélioration chirurgicale. Cela m'a beaucoup appris en matière de photogénie !

J'ajoute que l'émission fut un grand succès, et que le casting sauvage dont je fus le témoin participa largement au plaisir des spectateurs à regarder cette émission médicale, mais montée avec un sens artistique indéniable par l'équipe de télévision.

2) *Pour construire une photogénie, il convient de mettre en avant certains éléments caractéristiques du visage*, comme un grand front, la forme en amande des yeux, la finesse du nez, la projection du menton volontaire, ou capter un mouvement où la tête tourne par rapport aux épaules pour venir fixer le spectateur.

On peut ainsi rendre le portrait plus intéressant, en captant davantage la tension du personnage, pour la projeter vers celui qui regarde.

3) *Il faut essayer de dissoudre ou de diminuer les petits défauts apparents du visage* ; actuellement c'est plus facile avec les filtres de retouche ; autrefois c'était aussi possible en suréclairant certaines parties, ce qui les aplatissait un peu ; n'oublions pas que certains peintres retouchaient avec un pinceau délicat les défauts physiques des stars de cinéma !

Toutefois, il y a des limites à la quête de la perfection physique dans les représentations des autoportraits ou des photographies. En effet, les normes de la beauté varient constamment, il y a des distorsions en fonction des différentes ethnies, races et appartenances sociales des sujets que l'on photographie. C'est très difficile de capter quels seront le pronostic et la décision du jeune public qui est censé réagir face à ces photographies ; par ailleurs, les journaux et publications qui véhiculent ces images ont leurs caractéristiques particulières de politique des photographies qu'ils vont privilégier pour donner un style singulier un journal, tel *Paris-Match* ou les journaux américains *Time* ou *Vogue*, sans parler de l'ancien *Playboy*, qui s'était fait une spécialité un peu particulière…

Il y a donc des codes particuliers pour chaque groupe professionnel qui va utiliser des photographies à des fins commerciales ou publicitaires ; c'est pourquoi il existe de grandes perspectives de carrière pour de nombreux photographes, qui vont chacun trouver par leur style singulier un débouché aussi bien pour leur talent artistique que pour le remplissage de leur portefeuille…

Selfie : l'expression de soi en temps réel

L'image de la beauté tient en fin de compte davantage à la profondeur qu'à la surface. Raquel Fonseca

Le selfie est devenu omniprésent dans la société contemporaine, à cause de la facilité de la prise de vue des smartphones sur le marché, et de l'extraordinaire qualité des photographies et des vidéos qui permettent d'ailleurs à certains créateurs de réaliser tout un film projetable en salle de cinéma – avec comme seule caméra un smartphone de la dernière génération.

Le selfie est devenu une image qui caractérise la pratique sociale et culturelle des individus ; quelles que soient les circonstances, le smartphone est devenu le revolver d'images des temps modernes, brandi dans tous les coins, au fond du métro ou en haut de la tour Eiffel ; il est devenu une pratique sociale et culturelle, qui permet des échanges immédiats, des partages savoureux, ou des prises de conscience douloureuses devant des déformations physiques que le sujet découvre avec horreur, sans prendre conscience des déformations liées à ces photographies prises ultra près.

Devant ce selfie, qui parfois déçoit ou horrifie celui qui l'a pratiqué, l'auteur expérimentera alors l'obsession d'une modification chirurgicale, ou de soins de médecine esthétique, pour corriger ce qu'il considère être comme une disgrâce insupportable.

Les enjeux de la mise en scène de soi dans un selfie ne sont pas du tout négligeables dans un monde où les influenceurs ont besoin de propager leur image à des millions de spectateurs ; leur notoriété et leur rémunération dépendent étroitement de cette image propagée ; l'enjeu est donc totalement différent selon les conséquences économiques de cette représentation ; cela vient en contradiction, et même en opposition totale, avec l'impact économique si faible des anciens portraits peints à la main, ou des photographies amateur aujourd'hui désuètes.

Que tous les anciens et merveilleux appareils photographiques d'autrefois me pardonnent, y compris les *Rolleiflex* et autres *Leica*, qui ont fait la gloire de leurs propriétaires, qui savaient les utiliser. Aujourd'hui le smartphone qui tire avec 24 millions de pixels et qui est piloté par une intelligence artificielle a supplanté toutes les autres techniques photographiques.

Encore qu'il existe un petit mouvement, qu'il ne faut pas non plus exagérer, d'un retour à des appareillages argentiques, que la jeune génération essaie d'utiliser pour retrouver le frisson des clichés flous et ratés, qui ont aussi leur mot à dire.

Ainsi, l'effet de la photogénie sur l'estime de soi est devenu très important ; se trouver beau sur un selfie renforce le narcissisme personnel qui avait tendance à se diluer dans une société anthropophage d'images : ce témoin muet qu'est le selfie, que l'on contemple avec délectation, et que l'on montre à tous ceux que l'on veut séduire, représente un acquis de ces dernières années ; des livres entiers sont consacrés à ce phénomène culturel.

Pour nous, en chirurgie esthétique, le selfie représente une mine d'information, un motif de consultation et d'opération, mais aussi le témoin d'un malaise du sujet, qui autrefois n'aurait jamais pensé à cette virulente autocritique.

Les disgrâces physiques n’ont qu'à bien se tenir : sitôt photographiées et grossies par un selfie traître, sitôt adorées ou détestées ; ce qui peut motiver la consultation auprès du chirurgien, toujours stupéfait devant l'impact de ces images, qui en réalité déforment les traits d'une façon exagérée ; mais cela est impossible à expliquer au patient, il est devenu l'esclave de sa prise de vue trop banale pour être remise en question.

Chapitre 7

Nudité & pornographie

Leur influence en matière de forme idéale du corps

Une belle opération sur un sujet laid restera une opération inutile, si le sujet reste laid ; mais une mauvaise opération sur un sujet beau peut le transformer en un laid désespéré.

Nudité et pornographie ne sont pas synonymes ; si la pornographie a besoin de la nudité pour s'exprimer dans sa violence visuelle ou verbale, la nudité n'est qu'un simple aspect qui ne parle que par l'interprétation qu'en fait celui qui regarde ; il n'y a donc pas de honte au caractère de la nudité, à condition qu'on n'y porte pas une attention suspecte.

Si, depuis l'Antiquité, la nudité est passée par tous les stades, de la visibilité naïve, puis provocante, à celui du camouflage, imposé par l'Église ou la pudeur étatique, sous des vêtements qui masquent ce que l'on ne voulait pas regarder, il n'en est pas de même de l'expression de la pornographie ; celle-ci fait partie intégrante d'une pulsion primordiale de l'homme ou de la femme ; cette inclination – pas forcément réprimée ni considérée comme coupable dans certains lieux de plaisir – peut déjà être repérée dans l'Antiquité, si ce n'est dans la préhistoire. Pompéi est déjà là pour témoigner du caractère stimulant de la pornographie auprès des voyageurs qui débarquaient dans le port confortable et accueillant pour les hommes isolés, voyageurs et marchands impatients des plaisirs du sexe, au pied du volcan Vésuve, rassurant avant ses vomissements funestes...

Influence néfaste de la pornographie sur la jeunesse

De nos jours, la question qui se pose est celle de l'influence de la pornographie sur la perception de la beauté des organes que les spectateurs jugent et comparent directement, ou au travers de photos ou de films, spectacle choquant et déroutant s'il s'agit d'adolescents ou d'enfants qui peuvent en être durablement marqués, si ce n'est définitivement dévoyés.

Le caractère immoral de la nudité est toujours apparu quand une civilisation devenait un peu décadente, comme cela fut le cas de la Rome antique. L'apparition du christianisme, les théories de la chasteté obligée, ont contribué à rendre incongru et marginal le spectacle de la nudité, ce qui conférait immédiatement un caractère immoral à la projection visuelle des organes sexuels ou des gestes de l'accouplement. En même temps, cela permettait aussi d'exposer les organes sexuels et les corps dénudés, pour pouvoir ainsi les comparer, et exprimer des phénomènes de perversion partagée, d'intensité et d'amoralité variant avec les époques.

Les tendances les plus obscures furent formulées dans le cadre du sado-masochisme, dont le plus clair représentant fut le marquis de Sade au XVIIIème siècle. On sait qu'il n'était pas le seul, qu'il avait des suiveurs et des adeptes passionnés, comme de nos jours.

La beauté du corps était moins à l'honneur que les rites désaxés de tous bords, et des arbitres de la beauté des endroits cachés du corps décrivaient leurs fantasmes dans des livres noirs formant l'enfer de la Bibliothèque nationale..., dont on ne pouvait pas dire qu'elle fût facilement ouverte au commun des mortels...

La représentation pornographique, expression photographique & télévisuelle banalisée

À notre époque, l'influence de la pornographie est devenue considérable, par captation des films, des vidéos, des images circulant sur les réseaux sociaux avec plus ou moins de censure ; les smartphones et autres écrans à la portée des adolescents sont devenus des aide-mémoire et des incitateurs de visionnages louches et dissimulés aux parents ; ainsi peut-on lister plusieurs catégories de voyeurs : des spectateurs très diversifiés, enfants surpris, ados accrochés, adultes adorateurs et pas forcément coupables ; mais par contre, chez les jeunes, surpris au départ, puis devenus fanatiques, se forge une moralité douteuse, qui se pervertit au contact des violences sexuelles, du forçage, d'une sexualité détournée et multiple : la taille du sexe masculin, la forme et l'exposition des organes génitaux féminins, et notamment les petites lèvres plus ou moins développées, le pubis rasé, bombé et saillant, les seins hyperdéveloppés, voire frappés d'un gigantisme malsain, deviennent des standards de beauté, à défaut d'être considérés comme des attributs personnels dont seul l'usage amoureux, sincère et dévoué, pourrait être générateur d'un plaisir partagé.

C'est dans ces conditions que l'on assiste actuellement au désir de labiaplastie ou nymphoplasties extrêmes chez les jeunes filles. Certaines d'entre elles demandent le *Barbie look*, c'est-à-dire des petites lèvres à peine apparentes au niveau de la fente génitale, pour imiter l'aspect de l'entrecuisse intime des poupées Barbie !

Des demandes chirurgicales dévoyées

De ce fait, les demandes chirurgicales anormales se développent et ne font pas que des heureux : pénoplasties ratées, petites lèvres féminines amputées à la *Barbie look*, gonflement mammaire de type Lolo Ferrari, lèvres transformant la bouche en chou-fleur inquiétant, excroissances diverses et implants fantaisistes à la Orlan…

À l'inverse, la demande d'augmentation des lèvres de la bouche fait fureur chez dans certaines catégories de femmes notamment, chez les Russes, qui souhaitent montrer par cette hypertrophie artificielle liée à l'injection d'acide hyaluronique en excès, leur désir sexuel exacerbé, leur féminité affichée, et leur puissance financière, puisqu'elles peuvent se payer ces gestes de médecine esthétique dont le coût n'est pas à la portée de tout le monde.

Les hommes aussi

Une autre tendance peut-être moins malsaine se fait jour également, qui est l'apparence d'un corps athlétique masculin, avec les muscles de l'abdomen saillant sous forme de « six packs » bien visibles. Cette tendance s'intègre plutôt dans un groupe d'une écologie du corps, et d'une reconquête de soi-même, qui est parfaitement acceptable et compréhensible – à condition qu'elle ne dépasse pas les limites d'un exercice modéré, et ne soit pas une norme sociale de beauté à imposer à tout le monde.

A l'inverse, les tatouages multiples et ostentatoires, les piercings dévastateurs et hallucinants, déparant les visages juvéniles de jeunes filles hagardes, au nez transformé en porte-pinces métalliques, aux oreilles Trans métallisées, tout cela témoigne d'un désir de parvenir à la transhumanité, ou peut-être, alors, exprimer le désir de son insertion dans une humanité augmentée et hyper-tolérante.

Humains augmentés & technologie ou IA

Du fait des progrès de la technologie, pourraient se développer des inclusions de puces intelligentes, des antennes reliées à nos organes des sens ou directement en apposition cérébrale.

Elon Musk n'est pas le dernier à pousser ses savants obéissants à développer des recherches dans cette direction, pas forcément inutiles pour soigner des maladies ou des courts-circuits nerveux paralysants.

Des inclusions neuro-synaptiques, des amplifications musculaires, des transmetteurs divers, qui vont certainement être inventés prochainement, vont rendre l'humanité presque télépathique… sans trop de recours à des gadgets externes, puisque tout cela sera incorporé, en bonne tolérance sous la peau, qui en a vu tant… D'ailleurs certains chercheurs ont déjà franchi le pas dans le secret de leurs laboratoires, s'implantant des puces actives électroniques sous la peau de leur avant-bras…

Cette tendance transhumaniste se manifeste aussi dans les mouvements punks ou dérivés, qui vont flirter avec des pratiques sadomasochistes : autrefois extrêmement cachées ou réservés à des milieux qui se passaient des adresses secrètes entre eux, ces pratiques s'affichent maintenant jusqu'à l'exposition ouverte et revendiquée dans la société, avec des followers innombrables : on est passé d'une pratique honteuse et contestable à celle d'un hobby agréable et à partager.

La photo de nudité, choquante dans le monde d'aujourd'hui

Il y a trois possibilités, mais cela n'a rien d'exhaustif :
1) Une représentation purement pornographique peut être décelée quand il s'agit d'images directement volées sur des films ou des vidéos que l'on trouve très facilement sur Internet ou certains réseaux spécialisés ; il s'agit d'une captation d'un geste sexuellement évident. Parfois au beau milieu d'une scène de copulation, ou d'excitation, qui ne contient aucun élément artistique valable, mais seulement une représentation au format très agrandi des organes sexuels en train de faire leur « basse œuvre » ; rien de très artistique, donc, mais simplement de l'humain basique destiné à faire voler en éclat toute retenue ou toute pudeur jugée comme un complexe freinateur de l'art de jouir.

2) Cela peut venir aussi d'une tentative d'érotiser une scène dont le but est au départ d'apporter une information réaliste, voire anatomique ; mais alors le cliché est de plus orné d'un mouvement spatial qui laisse supposer un acte sexuel, qui vient de se dérouler, ou qui est à venir, dans le champ immédiat de l'espace et du temps considéré. C'est l'attente du moment ultime, la nudité servant de prétexte à capter l'attention du spectateur haletant…

3) Un aspect franchement abject peut aussi venir de la représentation d'images prohibées par la loi : scène explicite ou implicite avec des enfants « jouant », scènes sadomasochistes, dont l'impact est à l'évidence destiné à troubler, sinon à exciter la part sombre et non révulsée de tout être animalisé, ou qui le devient temporairement. Des modérateurs de TIK TOK, jeunes gens dans leur vingtaine, racontent ainsi leurs dégouts de découvrir des scènes de zoophilie, puis s'y habituent (article de Libération en 2024 !)
Ces représentations délictueuses n'ont pas leur place dans le champ très précis des photographies réalisées dans le cadre formel des documents nécessaires aux dossiers en chirurgie esthétique.
Un des exemples les plus troublants est concerné par la chirurgie des petites lèvres féminines, ou des organes génitaux masculins quand il s'agit de pénoplasties : la représentation des organes sexuels ainsi exposés pour expliquer des techniques chirurgicales ne sera jamais validée par les réseaux sociaux habituels – sauf changement imprévisible et improbable de la politique des différents réseaux concernés !

La forme idéalisée du corps

On réalise donc que les normes de la beauté du corps en photographie n'admettent pas de propositions licencieuses explicites, encore qu'elles soient revendiquées par certains photographes qui sont devenus célèbres grâce à cette transgression ; les organes sexuels doivent être cachés ou ombrés ; la beauté ne réside pas dans le petit bassin féminin !

Et ceci, bien que depuis le Moyen Âge la représentation de la nudité ait finalement été bien acceptée dans les tableaux, dans les représentations fantasmagoriques comme celles de Hieronymus Bosch ; mais il s'agit ici le plus souvent de représentations d'activités cruelles et infernales, où il faut plus montrer le drame de l'enfer que celui d'un corps enlaidi par la luxure ou les mauvaises actions.

Il existe toutefois un paradoxe, car la mode de certaines opérations inhabituelles, comme le gonflement des fesses, ou l'hypertrophie mammaire extrême, ou l'existence de lèvres hyper pulpeuses en chou-fleur proéminent, représente une altération de la vision commune d'une beauté populaire, simple, discrète, naturelle ; cette déformation fantasmée du corps féminin charriant une invite au désir immédiat peut présenter un risque de propagation d'une image déformée pour parvenir à ces femmes hyper calibrées.

Pour le commun des mortels, il vaut mieux éviter de ressembler à cette transhumanité qui évolue dans le monde du spectaculaire et des artistes de l'extrême.

Vivre intensément certes, mais plutôt dans un univers de discrétion et de courage, pour affronter le regard de l'autre, par sa nature, son image, ses photos, ses vidéos. Il est joli de susciter une admiration sincère et discrète plutôt que d'exposer dans la fureur une cornification du corps.

Une beauté qui dépend des cultures du monde

La chirurgie esthétique représente pour une population de plus en plus importante l'ultime ressort pour mettre fin à une existence tourmentée et tournée sur son paraître, au sein d'une société qui ne vit que pour l'image. Raquel Fonseca

Les influences de la culture populaire sur les perceptions du corps ne sont pas à méconnaître : chaque culture a aussi quelques spécifications particulières de beauté spécifique à un groupe ou un sous-groupe culturel : qu'il s'agisse de vêtements particuliers, de danses spécifiques, de musique pratiquée par des instruments traditionnels, de tatouages sur le corps ou le visage, ou de pratiques plus extrêmes, telles que les percements par des os pointus ou par des pics de métal.

Pour certains Européens, cela va apparaître comme totalement déplacé, quoique curieux à voir, avec une réticence soigneusement dissimulée derrière une admiration de principe ; ces expressions d'une beauté fabriquée par un groupe humain qui nous est étranger nous font percevoir de grandes différences entre les multiples catégories humaines qui coexistent sur la planète Terre.

Les effets de ces normes sur la santé mentale ne peuvent pas être méconnus : car transgresser ce qui est représentatif d'un groupe culturel déterminé peut conduire au rejet de l'individu qui ose ne pas se comporter comme les autres. Il s'ensuit l'exclusion de l'individu par le groupe, ce qui peut devenir mentalement très douloureux.

Mais cette simple transgression n'est-elle pas déjà un petit signe de folie auquel le sujet se soumet autant par désir de différence que par pulsion d'élargissement de son espace géographique et mental ?

Chapitre 8

La photo vecteur de communication sociale

Les images qui inondent notre monde ont un rôle incitateur/régulateur sur les esprits contemporains. L'existence de toutes ces images avant/après dans le champ médical, que l'on retrouve à foison dans les sites internet de nombre de chirurgiens entraîne forcément une sorte d'alignement général du goût. La soumission mentale est implicite, car il se produit à terme une acceptation de cette signalétique normative, par exemple en matière de rhinoplastie avant/après, ou encore pour la jeunesse d'un visage après opération de lifting.

Le fait même qu'on puisse rajeunir de 10 ans par une pratique chirurgicale bien réussie crée un besoin de se conformer à cette dynamique de transformation, et la puissance de cette dynamique n'est limitée que par le coût des opérations, beaucoup plus que par le danger physique de s'y soumettre.

On peut interpréter d'ailleurs le succès des filtres *TikTok* ou *Snapchat* comme un signifiant du devenir autre sans danger dans nos relations avec autrui ; l'utilisation d'un avatar offre l'immense avantage de nous anonymiser ; la compensation vient d'ailleurs, elle se retrouve dans la multiplicité des photos qui sont publiées dans le journal Facebook ou Instagram.

Un monde virtuel qui se dessine sans grande visibilité

Finalement, dans ce monde virtuel qui n'a pas fini de s'imposer à nous, en nous offrant d'incroyables espaces d'interaction et d'apparence, il est difficile de dire ce qui subsistera de notre identité réelle : peut-être sera-t-il inutile de se faire opérer, puisque notre nouvelle apparence dans un monde virtuel pourra sans doute suffire à contenter les quelques besoins immédiats d'une transformation heureuse à montrer aux autres.

Je doute toutefois que cela soit suffisant pour un certain nombre de patients qui sont trop attachés à leur apparence réelle, et qui voudront parvenir à cet Everest chirurgical qui est constitué par des actes au bistouri, pour atteindre le Graal de leur rêve d'un nouveau moi.

Ils s'y prendront en plusieurs épisodes pendant le temps qu'il faudra, et recommenceront s'il y a une anomalie ou une petite erreur, afin de parvenir au bonheur absolu d'être ce qu'ils voulaient être, n'acceptant que la perfection du changement, et menaçant du chantage omniprésent de la judiciarisation qui règne en maître dans les rapports chirurgien-patient.

Le rôle & la responsabilité des photographes créatifs

La trace comme illusion d'une présence : la photo est l'art de l'empreinte par excellence. (François Soulages)

Les photographes ont donc un rôle très important dans la société puisque ce sont eux qui vont permettre de fixer des standards de beauté, en utilisant la magie imaginative et créative de leur cerveau. Chaque fois, un photographe de talent va réinventer le réel de la représentation du corps, et, en même temps, en magnifier une certaine apparence, afin de rencontrer l'adhésion du public ; la répétition des images dans un temps long finit par emporter le consensus inavoué des spectateurs, qui vont privilégier davantage d'apprécier certaines formes corporelles plutôt que d'autres, et même envisager de se soumettre à des gestes chirurgicaux pour s'en approcher.

C'est aussi le rôle de ces photographes de mode, de cinéma, et surtout de publicité, qui savent mettre adroitement en avant à la fois des cadrages des lumières, mais aussi des petits détails corporels particuliers ; ceux-ci contribuent à la reconnaissance des personnages iconiques représentés sur les photos, et créent un désir de ressemblance que tout un chacun a, d'une façon inconsciente, envie de réaliser.

Ces photographes sont donc des voyeurs du présent et de l'avenir ; un exemple en est Mapplethorpe, qui est allé au bout du bout de la transfiguration anoblie de la représentation de l'homosexualité.

Il ne faut pas négliger l'importance sociétale de ces photographes découvreurs ; entre calme et excès, érotisme et pornographie, terreur et paix, leur créativité oscillante nous ménage encore bien des surprises : quels seront les images iconiques, dans un siècle ou deux ? Heureusement, les auteurs de romans de science-fiction et de films de cette catégorie nous en offrent un petit aperçu imaginaire, grâce à la capacité d'inventer, à la Jules Verne, ces lendemains dont on ne sait s'ils seront chantants ou oppressants, du moins selon nos normes actuelles.

Finalement, nous vivons dans un monde où la beauté est néanmoins relativement normée ; toute disgrâce, surtout visible par la photo ou le selfie, entraîne un désir de modifier son apparence, au besoin par de la chirurgie, mais parfois par de simples retouches photographiques : l'évolution de la technique permet cela d'une façon incroyablement efficace et excitante.

Il est difficile de prédire comment la photo évoluera dans l'avenir, comment les photographes du futur s'appuieront sur le réel de leur contemporain, pour leur proposer des alternatives crédibles, possibles, souhaitables ou détestables selon nos conceptions d'aujourd'hui.

Chapitre 9

Marketing & publicité

L'outil qui est la photographie en chirurgie esthétique devient parfois le but ultime de la transformation afin de servir sur le plan social affectif et professionnel, comme une source de joie mais aussi une source de revenus. Raquel Fonseca

Dans un chapitre intéressant du livre *Chirurgien dans un monde qui opère l'image*, livre coordonné par le docteur Rami Selinger, avec Sandrine Barruyer, et paru sous l'égide de la SOFCEP en 2011, on retrouve un important article de Stéphane Fouks – qui est un homme spécialiste des médias. Son article s'appelle « Images, publicité, communication, valeur et valorisation ».

Stéphane Fouks est un grand spécialiste de l'image, puisqu'il coordonne l'image publique de certains hommes politiques et de grands patrons du CAC 40. De ce fait, il est le spécialiste de l'image incarnée, de ce que l'image doit transférer en tant que potentiel de persuasion et d'adhésion à la personne visible ; il y a là la possibilité de réparer de multiples erreurs qui peuvent être la conséquence d'un comportement irréfléchi, mal adapté à une situation donnée, surtout s'il s'agit d'un comportement de crise, lorsque tout va mal et que la situation paraît désespérée.

L'image est alors habitée par le potentiel de la communication. Images qui délivrent un message ; ce n'est plus la photographie faite par le chirurgien, en tant que mémoire instantanée d'une situation physique précaire ou altérée ; il s'agit au contraire d'une image porteuse de dynamisme, et dont le charme et la puissance vont dépendre du talent de celui qui est capable de saisir l'instant précis ; le corps de celui qui est photographié va émettre les signaux les plus attirants, focaliser en quelque sorte l'attention du spectateur qu'il s'agit de convaincre.

L'opération intellectuelle qui est ainsi pratiquée doit faire coïncider le fond et la forme de l'image, pour traduire une énergie qui emporte l'adhésion ; ce n'est pas tout à fait ce qu'on demande à une photographie médicale faite par un artisan, le chirurgien opérateur en l'occurrence ; il n'est pas un professionnel ; ses photos sont prises rapidement, à la volée, sur un fond de salle d'opération, qu'il faudra faire disparaître par retouches d'image. Le chirurgien qui opère dans son coin pratique des photos qui ne sont qu'un moyen de regarder et de conserver une archive de ce qui fut.

À la différence du secret qui doit être observé dans le cadre d'une relation entre un patient et son chirurgien, l'image développée par le publicitaire a pour but de se démultiplier, de passer la rampe, à la télévision ou sur tout autre média, afin d'obtenir la puissance maximale de diffusion.

Un roi de la communication politique

Stéphane Fouks fut le communicant qui permit la remise en ordre de l'utilisation des prothèses mammaires en gel de silicone après le moratoire imposé par le gouvernement ; la stratégie qu'il a choisie fut d'aller directement vers le grand public plutôt que vers les pouvoirs publics ; grâce à cette méthode audacieuse, l'État a rapidement cédé devant la pression des honnêtes gens, et a ré-autorisé les prothèses mammaires en gel de silicone.

Stéphane Fouks précise aussi l'importance de la notion de réseau dans le domaine de la pratique de ces photographies. Si autrefois les réseaux relationnels se constituaient essentiellement au cours des études supérieures, ils sont maintenant très régulièrement constitués dès le secondaire, parfois même avant ; car ce sont les réseaux sociaux qui amplifient cette interconnexion entre les jeunes et qui transforment leurs photographies en miettes de réel jetées en pâture au tout-venant.

Il existe un autre phénomène qui provient de cette publicité : si chaque personnage sur une photo donnée incarne un individu précis, il en est différemment en publicité, car le *branding* ou la représentation d'une marque doit véhiculer l'identité reconnaissable en gommant totalement la masse des individus qui composent la firme concernée, pour n'en représenter qu'une image synthétique, fabriquée par des professionnels, avec un logo et un slogan caractéristique. Cette inflation de l'image est censée pouvoir faire identifier aisément la marque en question en lui conférant une personnalité presque superposable à celle d'un individu possédant de grands pouvoirs.

Stéphane Fouks insiste sur le fait qu'il y faut de la transparence et une expression de la vérité : il faut que cette photographie incarne quelque chose à voir avec la photographie des individus en charge de l'entreprise, avec leur beauté et leur laideur. Le chirurgien esthétique est ici différent du publicitaire ; car celui-ci doit mettre en avant les effets positifs, et essayer de flouter ou d'améliorer ce qui peut nuire à l'image de la société en question, surtout lorsqu'il s'agit d'une communication de crise ; le chirurgien au contraire laisse apparaître les défauts les plus crus du corps en souffrance, il ne doit rien gommer, et tout exposer pour mieux atténuer et corriger le tableau. Fouks prend, pour exemple étonnant d'un monde qui évolue vite, le fait que Sébastien Chabal, rugbyman massif et velu, barbu à outrance, soit devenu un vecteur de publicité pour un parfum délicat. Cela aurait été impensable il y a encore 20 ans, mais la puissance de l'image et l'énergie dégagée par Sébastien Chabal ont été un argument puissant pour le succès de cette campagne.

Chapitre 10

Photos & violences en salle d'opération

Contrairement à ce qu'on pourrait penser, la salle d'opération est un endroit extrêmement calme, si ce n'est silencieux ; l'impératif de concentration extrême du chirurgien et de l'équipe ne souffre pas d'à-peu-près ; toutefois, dans des moments un peu plus relâchés, on peut entendre de la musique, qui est destinée à moduler le temps qui passe, et quelques conversations à voix basse, des chuchotements complices entre infirmière et anesthésiste, ou entre le chirurgien et son aide opératoire.

Toutefois, à certains moments, une certaine violence verbale peut surgir, lorsqu'une situation de crise se manifeste, tel un saignement violent qui impose que le chirurgien se saisisse d'instruments spécifiques et que cela ne vienne pas tout de suite.

Hormis cette ambiance très particulière, la prise de photographie en salle d'opération est réglementée et difficile ; il faut que l'équipe médico-chirurgicale accepte ces photographies, il faut garantir l'anonymat, au nom de l'intérêt médical que la photographie présente ; il faut une autorisation de la part des autorités administratives de l'établissement, notamment s'il s'agit d'une salle d'opération située dans le parc de l'Assistance Publique des Hôpitaux de Paris.

Éthique & respect du patient en salle d'opération

Le patient possède des droits absolus concernant son image au niveau de son visage ou de son corps ; il est donc inconcevable que des photographies soient prises en cachette, et que le patient n'en ait pas été averti ; cette autorisation est signée par le patient avant l'opération afin que ces photos soient utilisées pour illustrer un livre de chirurgie ou un article, ou si un photographe désire publier ces photographies dans un article médical ou au cours d'une émission télévisée.

Mais, même avec toutes ces autorisations signées en bonne et due forme, il est inconcevable que les photographies mettent en péril la dignité humaine du patient ; il est donc interdit de faire des photographies à visée pornographique, ou simplement montrant ses organes sexuels ou les découvrant du tissu qui le protège pendant l'opération, ou qui mettraient en péril l'anonymat du patient s'il le souhaite.

Pour préserver la pudeur du patient, il est de règle de le couvrir, en ne laissant dépasser que la zone qui va être opérée et qui est recouverte et bordée de champs stériles.

De plus, comme l'équipe ne laisse jamais un individu seul avec le patient, il n'y a guère de possibilité qu'un photographe lambda puisse voler des photographies à l'insu de l'équipe ; mais, malheureusement, il y a toujours des exceptions à ce qui devrait être la règle absolue ; il y a eu ainsi quelques violations de l'anonymat du patient en salle d'opération que certains paparazzi ont réussi à obtenir par des manœuvres frauduleuses et condamnables.

Des photos volées compromettantes

Récemment, une affaire a fait grand bruit : après l'attaque de *Charlie Hebdo*, des blessés ont été rapatriés dans un hôpital et opérés en urgence. Certains de ces blessés ont nécessité la pratique de radiographies faites avant et après l'opération, pour montrer, par exemple, si les broches ou les plaques utilisées pour réparer les os cassés avaient été correctement mises en place. Or quelle n'a pas été la surprise de voir plusieurs années après des photographies de ces radiographies publiées sur le *Darknet* afin d'être vendues comme objet NFT ! Le conseil de l'ordre des médecins et les autorités sanitaires ont immédiatement réagi en punissant les personnes qui étaient en cause. Mais on imagine les dégâts que peuvent faire des photographies volées dans les hôpitaux ou dans les cliniques, en dehors de l'acceptation des patients, dont l'intimité est ainsi violée ; et le secret médical est bafoué.

A l'inverse, certaines personnes adeptes de la société du spectacle ont mis en scène leur opération, telle Orlan, qui avait filmé et commenté la liposuccion qu'elle avait subie dans une clinique parisienne ; d'autres chirurgiens transmettent en direct les opérations qu'ils pratiquent, parfois même les dessins qu'ils font pour réaliser une opération, ceci afin d'alimenter leurs suiveurs Instagram ou TikTok ! Cette mode pernicieuse est venue des États-Unis, et rend le comportement de ces médecins erratiques extrêmement douteux, mais qui ira vraiment leur reprocher et les punir d'une façon juste et adaptée ?

Le culte de la violence

Les corps présents dans l'art sont des corps en devenir, reflets des corps actuels sous l'emprise des forces régnantes, telles que les médias, le pouvoir socio-économique, les dictatures, les guerres, la technologie et la science. Raquel Fonseca

La salle d'opération est généralement un endroit extrêmement paisible et inspirant la confiance ; on y joue parfois au jeu de la mort et de la vie, et il ne faut pas croire que la chirurgie esthétique ne crée pas un sentiment d'angoisse et de responsabilité chez le praticien qui opère ; il y a parfois une nécessité d'expurger cette violence contenue et cette angoisse qui ne trouve pas de porte de sortie avant que l'opération ne soit terminée.

C'est pourquoi il existe ce qui s'appelait autrefois des salles de garde, qui était des réfectoires où tous les médecins de l'hôpital se retrouvaient aux heures de repas ; ceux qui étaient de garde rencontraient tous les autres médecins qui étaient de garde pour toute la nuit dans l'hôpital ; en dehors des échanges normaux qu'il y a entre des individus qui se connaissent peu, il est né un certain nombre de traditions et un comportement hiérarchique de façon à mettre un peu d'ordre dans le désordre des sentiments ; au mur, existaient des fresques, souvent d'allure érotique, où des étudiants des Beaux-Arts faisaient les portraits des médecins et surtout des chefs de service redoutés dans chaque hôpital. On ne peut pas dire que ces fresques étaient très poétiques et paysagères… Mais ces représentations lubriques avaient l'intérêt de détendre l'atmosphère ; la salle de garde n'était pas qu'un endroit de ripaille, mais aussi un endroit de décompression, où ceux qui côtoyaient et combattaient la grande araignée mortelle pouvaient trouver un exutoire, afin de ne pas flancher pour le coup suivant. Rabelais et l'esprit « gaulois » véhiculent une forme d'explosion salvatrice des angoisses de mort omniprésentes !

Mon ami et collègue chirurgien plasticien et peintre formidable, Jacques Le Pesteur avait réalisé un livre magnifique de photographies des peintures et fresques sur les murs des salles de garde des principaux hôpitaux de Paris dans les années 1980 : j'en garde un souvenir mémorable, à la fois de lui, qui était un artiste exceptionnel, et aussi de ce livre, qui succédait à un autre livre écrit une dizaine d'années auparavant par un autre célèbre collègue, livre dans lequel il y avait aussi des chansons de corps de garde ; cet ouvrage regroupait toutes les traditions de la corporation des médecins et des chirurgiens formés dans les hôpitaux publics.

Des photos rares en salle d'opération

Je regrette certaines photos que je n'ai pas osé prendre dans des salles d'opération très singulières ; ainsi, à l'Hôpital Boucicaut, il y avait une salle d'opération qui comportait deux tables opératoires ; nous plaisantions en disant que nous nous préparions à faire une transplantation de membres d'une table à l'autre, sur lesquelles des patients différents auraient été couchés… De plus, dans cette salle nous opérions les fenêtres ouvertes ; ce n'était pas les moucherons qui nous inquiétaient au niveau de l'asepsie, mais bien la nécessité de faire ce que nous appelions « un bon parage de la plaie » : c'est-à-dire d'enlever tous les tissus abîmés par une attraction pour éviter que les microbes ne trouvent une nourriture à leur goût dans le pourri. Quand est venu le temps de tout stériliser et d'opérer les patients victimes de graves fractures, bottés et casqués comme des cosmonautes dans une atmosphère d'air stérilisé et filtré, le taux d'infection est resté strictement le même, prouvant par là même que l'aération était plus importante que le confinement pour éviter les transmissions des germes microbiens pathogènes.

La présence des photographes en salle d'opération

Du fait de l'intérêt que représentent la salle d'opération et ce qui s'y passe, on voit bien l'appétit des photographes à venir faire des reportages, qu'il s'agisse de montrer un phénomène factuel qui va intéresser le public, ou qu'il s'agisse d'un reportage plutôt esthétique, car il y a des vues qu'ont réalisées certains photographes qui sont d'une beauté plastique extrême. Mais, pour cela, il faut que l'activité du photographe soit totalement encadrée, car il n'a pas les réflexes de ne pas toucher les champs stériles ; souvent, il s'approche de trop près des instruments, pour les mitrailler, et, de ce fait, entraîne des contaminations qui peuvent être redoutables – surtout s'il est porteur d'un abcès, d'une angine ou de toute autre infection ; des germes peuvent résider à l'intérieur de son nez et être transmis au moment de la respiration, en dépit du masque chirurgical qu'il porte obligatoirement.

Lois & réglementations : la photographie en salle d'opération

1) Les patients opérés en salle d'opération sont protégés en Europe par la RGPD (Règlement général de la protection des données).
2) Avant toute opération, le patient va signer un consentement éclairé, où il accepte ou non la reproduction des photographies éventuellement prises avant ou pendant l'opération ; il peut aussi opter pour la publication, mais anonyme, c'est-à-dire qu'on ne voit pas son visage ; tout manquement à cet usage par le médecin, le chirurgien ou le photographe sera condamné et impliquera une sanction financière et ordinale, comme une interdiction d'opérer…
3) Les photographies en salle d'opération sont soumises à l'acceptation préalable par l'autorité administrative de l'établissement et à l'accréditation du photographe.
4) Même avec toutes les autorisations signées, les journaux scientifiques demandent le plus souvent que les visages des patients soient floutés ou non reconnaissables, en masquant une partie du visage ; une autorisation écrite d'acceptation par le patient de la publication de ces photos est exigée, par la plupart des revues scientifiques, sérieuses avant publication.

Des actes de violence inédits en salle d'opération

Bien sûr, toute opération est déjà considérée comme un acte de violence puisqu'il y a une incision du corps humain et un travail qui est fait en profondeur pour guérir le patient d'un problème qui peut être plus ou moins grave ou complexant. Mais il s'agit ici d'actes graves et pervers de violence, tels qu'ils ont pu être relatés dans la presse, lorsqu'un individu présent dans une salle d'opération (qu'il soit infirmier ou médecin ou étranger) a commis un acte délictueux. Cela est extrêmement rare et, bien sûr, complètement répréhensible et condamnable. Cela dépasse de loin le fait d'avoir pris une photo même s'il s'agit d'une photo volée, qui ne compromet pas l'intégrité physique du patient.

La confiance du patient dépend de l'intégrité morale du chirurgien

En définitive, la conscience morale du chirurgien doit le conduire à éviter de faire des photographies en salle d'opération qui n'ont pas un but médical ou professionnel avéré. Cette confiance est basée sur un respect mutuel : le chirurgien s'engage à ne jamais trahir l'intimité et le secret médical du patient ; si celui-ci accepte de faire des photographies pré- et post-opératoire, cela ne signifie pas qu'il donne un blanc-seing pour que le chirurgien publie n'importe quoi n'importe où, sans en avertir le patient, et sans lui demander l'autorisation préalable.

En cela, la multiplication des images avant-après que l'on voit sur les réseaux sociaux ou sur les sites des chirurgiens esthétiques ou ORL n'est pas sans poser de véritables problèmes déontologiques, qui sont extrêmement difficiles à régler : en effet, où placer le curseur entre information véritable, augmentation de la culture médicale des publics, présentation de la personnalité du chirurgien et de ses activités principales, avec, à l'autre bout le spectre, de la publicité exagérée, des photos truquées ou mal floutées, et des manipulations d'images, hautement condamnables…

3ème moment

LA PHOTOGRAPHIE : UN INSTANT TEMPOREL

Chapitre 1

50 ans de dossiers médicaux

Que fait faire la beauté : elle nous a conduit à vivre la tyrannie de l'apparence, sachant que les regards convergent de partout en quête de ce qui rayonne le plus.
Raquel Fonseca

Le volume occupé par les dossiers médicaux devient considérable chaque année car il comporte d'une part le dossier écrit, d'autre part toutes les annexes constituées par les examens de laboratoire et aussi par les photographies. Avant l'irruption de l'informatique dans les logiciels médicaux, le seul stockage possible était le stockage papier dans du dossier classé par ordre alphabétique. Les photographies quant à elles étaient classées dans des pochettes en plastique transparent, ou parfois placées dans des classeurs thématiques, en fonction des différents congrès à préparer pour lesquelles une illustration avait été prévue. La conservation légalement prévue est d'une vingtaine d'années ; mais elle est parfaitement irréaliste car cette masse de dossiers devient vite inexploitable ; dans les différents hôpitaux où j'ai travaillé, les dossiers étaient devenus introuvables, du fait du changement des centres de conservation des dossiers papier placés dans des grandes pochettes bleues ou grèges. En fait, beaucoup de collègues stockent les dossiers pendant toute leur durée d'activité, qui va s'étaler entre 20 et 50 ans ; les dossiers papier peuvent être ensuite détruits, mais les photos sous forme de diapositives vont demeurer utilisables, à condition qu'elles soient bien classées au départ. Aux États-Unis le stockage des dossiers semble moins bien réglementé, puisque, d'après les informations fragmentaires que j'ai obtenues, la durée du stockage minimum serait de 7 ans. Au Canada, la durée minimale de stockage serait de 10 ans après la dernière visite du patient.

Retrouver d'anciennes photos de patients peut être difficile

Au début, on n'y prête pas vraiment attention ; les dossiers s'entassent petit à petit, classés par ordre alphabétique, pour pouvoir plus facilement être consultés et ressortis par la secrétaire ou par le chirurgien ; on trouve dans chaque dossier les lettres des médecins qui nous ont envoyé la patiente, les examens biologiques, les dessins préopératoires (que j'effectuais systématiquement pour chaque cas), les comptes rendus opératoires et histologiques, le suivi au jour le jour des consultations, les lettres de la patiente, les devis et consentements mutuels signés et, bien sûr, les photographies avant et après ; dans 50 % des cas, il manque, soit les photos avant, soit les photos après, et parfois on ne retrouve même aucune photo ; il s'agit des tirages papier des anciennes diapositives, ou des images numériques plus récentes (que j'imprimais régulièrement en petit format, pour les placer dans le dossier médical) ; rien de plus frustrant donc que de regarder ces anciens dossiers qui sont devenus inexploitables, par manque de photographies avant-après ; de plus, dans certains cas, je n'ai pas photographié le visage des patientes concernés, ce qui fait que je n'ai aucun souvenir de ces patientes, à mon grand regret.

Autrefois, à l'hôpital Boucicaut, pendant une quinzaine d'années, nous disposions d'une photographe remarquable, Chantal, qui faisait remarquablement usage des appareils photo optiques ; elle faisait réaliser des tirages 13x15cm, ce qui a constitué une mine d'informations dans ses dossiers hospitaliers ; ceux-ci, trop anciens, ont malheureusement dû être détruits ou stockés quelque part, dans les sous-sols obscurs de certains hôpitaux, ou encore conservés dans le patrimoine de l'Assistance Publique de Paris ! Les rats doivent partager leur activité nocturne avec les poussières qui s'accumulent, et ronger maintenant ces documents inaccessibles, qui pourtant ont constitué 40 ans de mon activité hospitalière !

Mes archives personnelles sont soigneusement conservées

Dans mes archives personnelles, la situation est plus simple ; tous les dossiers sont encore accessibles ; mais parfois il faut descendre à la cave où monter au 6ème étage, dans les chambres de bonne qui me sont réservées, afin de les dénicher ; quelle joie alors de mettre la main sur un dossier que je craignais perdu et de retrouver ces précieux documents inestimables, que sont les dessins et les photographies des cas que j'ai opérés ! Surtout lorsqu'une ancienne patiente revient consulter, et qu'on peut ainsi retrouver des photos d'elle d'il y a 20 ou 30 ans.

Depuis qu'est survenu le temps de la numérisation et des systèmes informatiques, on retrouve beaucoup plus facilement les anciens clichés numériques, et on peut effectuer des suivis photographiques extrêmement précieux. Certains collègues suivent les consultations et les dossiers photographiques directement inclus dans chaque page concernant les patients, grâce à l'exploitation de logiciels vendus à prix élevé par des sociétés qui se font toutes concurrence, se rachètent les unes les autres, tombent en panne ou en désuétude, et rendent leurs logiciels inopérants.

J'ai été très réticent à passer au dossier informatique pur ; la crainte de piratage, de perte de données, la perte de temps pour ouvrir un dossier devant un patient impatient, de moins l'écouter parce qu'il faut taper sur des touches ou dicter des codes, tout cela m'a fait continuer à utiliser des dossiers papier ; et j'en suis fort aise ainsi ; la majorité de mes assistants et des élèves sont tous passés au format digital de leur bureau professionnel, ce qui leur permet de repérer plus facilement le nombre de cas opérés, et d'accéder à des photographies de chaque patient, que l'ordinateur retrouve beaucoup plus rapidement et facilement. Ils n'ont pas besoin d'une secrétaire exténuée, qui n'en peut plus de vérifier l'orthographe du nom de chaque patient que je recherche. Mais, au bout du compte, mon système s'est révélé fiable, et mes archives d'il y a 20 ans restent parfaitement accessibles, avec un certain effort physique.

Le volume de stockage des dossiers papier est tel qu'on ne peut pas le comparer à la facilité du stockage des dossiers informatiques. Dernier avantage de l'informatique, qui permet de louer des cabinets beaucoup plus petits pour exercer sa profession de chirurgien esthétique, puisqu'on n'a pas de stockage volumineux à prévoir. Mais gare à la panne informatique, ou à l'intrusion malveillante, qui entraîne un piratage imparable et dévastateur !

C'est sans doute une caractéristique personnelle : j'aime bien feuilleter ces dossiers où j'écrivais à la main les suites opératoires, car cela me rappelle de façon très intime les consultations que je pratiquais avec les différents patients : cette atmosphère d'intimité ne se retrouve pas quand on a face à soi un dossier informatisé, qui n'a pas d'odeur ni de remarques écrites à la main, ni de souvenirs de remerciements ou de détestations.

Dictée vocale & photos informatisées

L'avènement des systèmes de stockage des informations avec une dictée vocale représente actuellement un grand progrès pour l'élaboration des dossiers médicaux ; en effet, plutôt que de taper sur le clavier, il devient possible de dicter, devant le patient, les observations nécessaires à l'établissement de sa fiche diagnostic et de la conduite à tenir, ainsi que les commentaires des photographies qui sont prises au cours de la consultation ; cela est un gain de temps absolument fabuleux, qui change tout ; mais faut-il encore disposer d'une connexion Internet satisfaisante, d'un Wifi très performant, qui ne vous lâche jamais, et d'une intelligence artificielle pour la dictée, qui évite les fautes de frappe, les erreurs orthographiques et de sens – pour ne pas sombrer dans le ridicule quand il s'agit de relire le texte que l'on veut préserver.

En matière de photographie, l'inconvénient de ce système est qu'il faut faire défiler les photographies sans pouvoir les observer l'une à côté de l'autre, comme celles qui sont tirées et imprimées en format 13x15 ou 9x13.

Quel avenir pour toutes ces photos anciennes ?

Je ne sais pas ce que toutes ces photographies vont devenir ; l'expérience de mes maîtres disparus montre que personne ne s'intéresse jamais à toutes ces opérations pratiquées, même par les plus grands géants de la chirurgie réparatrice et esthétique.

Leur contribution reste cantonnée à leurs publications scientifiques, car, en général, la famille du disparu préfère se débarrasser des dossiers médicaux et des archives entreposés pendant 30 à 50 ans d'activité ! C'est bien sûr quelque part consternant qu'une activité de toute une vie parte en fumée, mais aujourd'hui il est impossible de léguer ses archives à la communauté scientifique ou à une société professionnelle ; elles n'en ont que faire, et ne considèrent ce don que comme un agacement, un inutile fardeau occupant trop d'espace physique ; en effet, les techniques chirurgicales évoluent tellement vite que tous les dix ans elles deviennent obsolètes, de nouvelles idées naissent, de nouvelles techniques prospèrent ; de nouvelles conceptions effacent les anciennes, et rendent inutile le travail de mémoire, qui serait interminable, afin d'examiner avec curiosité tous ces dossiers médicaux ; ils représentent la base de la vie d'un millier de chirurgiens plasticiens qui se renouvellent tous les 20 ans !

Chapitre 2

Photographies pré- et post-opératoires

Leur valeur médicale

La richesse de la photo tient à ce qu'elle matérialise et donne une certaine idée de la réalité tout en laissant ressentir l'écart existant entre une vérité du réel et celle de la représentation. Raquel Fonseca

La judiciarisation des rapports entre chirurgien & patient

Nous sommes rentrés dans l'ère du judiciaire : le nombre de procès ne cesse de croître, pour insatisfaction, complication ou erreur médicale, après une opération de chirurgie plastique reconstructrice et esthétique ; cela n'est pas lié à une diminution du niveau de compétence chirurgicale des chirurgiens plasticiens contemporains. Ce phénomène est plutôt lié au fait que les patients attendent un résultat quasiment inaccessible de perfection, sans aucun incident intercurrent, au prix le plus bas ; ils n'acceptent même plus l'idée d'une retouche de correction d'un résultat jugé non satisfaisant ; ils passent d'emblée à une récrimination, soit par le biais d'une plainte étayée par un avocat compétent et spécialisé, soit par l'intermédiaire de l'avocat de leur compagnie d'assurance personnelle, soit par une association de défense des droits, quand il s'agit d'une faute médicale, soit encore par une plainte directe auprès du tribunal, dans une procédure nouvelle qui existe depuis une quinzaine d'années : la

Commission de Conciliation et d'Indemnisation, qui existe dans toutes les grandes régions de France.

Parfois, il s'agit d'une plainte directe auprès du praticien, en exigeant un remboursement de l'opération ou un dédommagement, en effectuant une sorte de chantage, avec des menaces de plainte auprès du Conseil de l'Ordre pour faute déontologique, ou auprès du tribunal ordinaire pour un défaut d'information préalable.

Quelle que soit la démarche qui est entreprise, on entre alors dans une phase procédurale pour laquelle une enquête préliminaire sera pratiquée, des expertises demandées auprès de médecins experts dans la spécialité ; cette enquête va nécessiter l'étude des photographies pré- et post-opératoires, afin de déterminer d'abord l'importance des dégâts avant l'opération, puis de les comparer au résultat post-opératoire. L'expert aura pour mission de déterminer s'il y a eu un ratage technique, ou une faute médicale, ou simplement une perte de chance par une évolution malheureuse, ou l'apparition d'une complication inattendue. Les avocats adversaires du chirurgien plaideront le plus souvent pour un non-respect des procédures préopératoires : erreur dans le devis chirurgical, consentement mutuel établi d'une façon non conforme, suivi insuffisant, et surtout défaut d'information préalable.

Les résultats objectifs seront évalués ; les avocats des deux parties pourront plaider ; le plus souvent, le jugement se fait en faveur du patient, considéré comme une victime. La présence de séquelles douloureuses, d'une dépression chronique post-opératoire seront souvent invoquées pour que le patient puisse bénéficier d'une indemnisation au titre du préjudice de la qualité de la vie.

Les photographies revêtent ainsi un rôle fondamental dans l'appréciation que les experts, mais aussi le patient, peuvent avoir de l'importance de leur cas avant l'opération, et de sa difficulté. La confrontation de ces photographies avec l'état actuel est un élément déterminant, qui est plus parlant que le discours de l'avocat….

Il est pratiquement impossible de demander aux patients d'observer un détachement affectif, car il s'agit de considérer ces résultats avec une objectivité exempte de tout sentimentalisme ; mais l'objectivité est très difficile pour le patient, puisque c'est lui le souffrant ; certains patients disent d'ailleurs ne pas se reconnaître sur les photos post-opératoires, ils affirment qu'il ne s'agit pas des photos les concernant, mais de quelqu'un d'autre, car leur état est bien pire que ce qui est vu sur la photo !

C'est alors un combat d'experts au cours des procès. Évidemment, rien n'est simple en ce domaine ; on se trouve confronté à une souffrance psychologique de la part du patient, qui se double souvent de récrimination financière. Souffrance et insatisfaction pour lesquelles une compensation financière devra être consentie ; si l'expertise montre qu'il existe réellement une faute chirurgicale ou une complication qui aurait été mal traitée. Exceptionnellement, le chirurgien sera absous, et en cas de procédure abusive, le patient sera condamné aux dépens, éventuellement même à payer une indemnité au médecin ; le combat durera souvent deux années, au moins, sans compter ensuite les appels, les contre-expertises ; il n'est pas rare que le jugement définitif prenne 4 ou 5 ans avant d'être établi !

« Ce n'est pas moi sur les photos ! »

Dans certains cas, des patients malhonnêtes affirment que les photos ont été manipulées et ne représentent pas la réalité de leur état actuel ; de toute façon, il est très difficile sur les photographies avant-après de décider si l'action chirurgicale a été réellement excellente ou moyenne, car l'intervention chirurgicale a été faite plusieurs années avant le procès… Les expertises, puis le jugement, laissent au temps dévastateur toute possibilité d'altérer les résultats immédiats, et de laisser la place à des déformations réelles, dont le chirurgien d'ailleurs ne serait pas responsable, comme un vieillissement progressif du visage, qui est apparu plusieurs mois après l'opération, sur le coup d'un stress brutal qui a affecté aussi bien la psychologie du patient que la qualité des fibres élastiques de son visage… Bref, un petit coup de vieux très pénalisant pour le patient, mais qui peut devenir très coûteux pour le chirurgien, s'il doit assumer un résultat final dévalorisant pour le patient, après deux ou trois ans de procédure interminable !

France, USA

Les jurisprudences concernant la valeur médicolégale des photographies avant-après en chirurgie esthétique varient en fonction des pays concernés.

En France, un arrêt de la Cour d'appel de Paris en date du 22 juin 2017 (n°16/06516) a jugé que les photographies avant-après d'une intervention de chirurgie esthétique constituent un élément de preuve important en cas de litige médical. L'arrêt souligne notamment que les photographies doivent être datées, signées et identifiées clairement pour être utilisées comme preuve devant les tribunaux.

Aux États-Unis, plusieurs jugements ont reconnu la valeur médicolégale des photographies avant-après en chirurgie esthétique. Par exemple, un jugement rendu par la Cour d'appel de Californie en 2013 (Cruz v. McGraw-Hill Companies, Inc., 220 Cal.App.4th 384) a confirmé l'admissibilité en preuve des photographies avant-après en tant qu'élément de comparaison pour évaluer les résultats d'une intervention de chirurgie esthétique.

Chapitre 3

Photos ou vidéos ?

Spécialistes en quête de spécialité

J'ai eu autrefois comme associé un chirurgien esthétique remarquable, le docteur Jacques Le Pesteur, un véritable prince de la chirurgie plastique ; nous étions internes ensemble, puis chefs de clinique auprès du professeur Claude Dufourmentel, de l'hôpital Saint-Louis de Paris ; nous avions pondu un texte éditorial en tant que jeunes chefs de clinique qui n'arrivaient pas à apprendre la chirurgie esthétique dans les hôpitaux parisiens : *Spécialistes en quête de spécialité* ! Cet article soulignait la nécessité que l'intitulé de chirurgie esthétique soit ajouté au nom de notre société de chirurgie savante, la *Société de chirurgie plastique et reconstructrice.* Le fait que l'esthétique ne figure pas dans l'intitulé était très signifiant dans le sens où cette spécialité de chirurgie esthétique ne pouvait être apprise que dans les cliniques, auprès de certains de nos maîtres, ou bien à l'étranger, ce que, finalement, je fis en partant pour longtemps aux États-Unis.

Néanmoins, dans les années 1980, grâce à l'action du docteur Roger Mouly, assistant de Dufourmentel à l'hôpital Saint-Louis, et secrétaire général de notre société savante, ce terme de « chirurgie esthétique » fut rajouté à celui de la société de chirurgie plastique et reconstructrice.

Jacques Le Pesteur devint mon associé, installé dans le privé ; il capta bien avant moi la transformation sociétale qui était en train de survenir à Paris dans les années 1980 ; nos patients changeaient !

Ils attaquent dorénavant facilement leur chirurgien, sans complexes ni timidité. Pour les juges, nous sommes devenus des agents commerciaux, des prestataires de services, avec les contraintes des marchands mais sans les avantages, délivrant un service charnel garanti ou presque. Les patients et les juges sont prêts à nous accuser de tous les maux, en prétextant que nos consultations n'apportent pas les informations nécessaires, ni le plein agrément et acceptation des techniques chirurgicales que nous leur proposons. Et ce malgré les dispositions légales du consentement mutuel à signer réciproquement, au devis chiffré à accepter et signer, et aux fiches techniques de la Société de chirurgie plastique et reconstructive et esthétique remises en mains propres, qui détaillent les techniques chirurgicales que nous allions utiliser.

La tentative de capter la consultation en vidéo enregistrée

Dans ces conditions, excédé par les récriminations de certains patients, Jacques Le Pesteur prit la décision d'enregistrer par vidéo toutes les consultations afin de disposer d'un outil imparable pour se défendre en cas d'un procès qu'il aurait jugé injustifié. C'était à l'époque des microcassettes, avant l'enregistrement numérique !

On peut imaginer la quantité de cassettes qu'il devait stocker pour rester fidèle à sa décision ; quelque temps plus tard, Jacques Le Pesteur quitta mon cabinet et s'installa tout seul ; notre relation s'était refroidie. J'ignore s'il a continué dans cette voie du stockage de toutes ses consultations, mais, en tout cas, c'était une excellente idée qui va peut-être devenir la règle dans les années qui viennent.

Le développement des réseaux sociaux & de YouTube

Quant à moi, je pris un chemin différent ; la suprématie de *YouTube* faisant la force des réseaux sociaux et des médias interactifs, je décidais de créer plusieurs chaînes vidéo en les hébergeant sur *YouTube*, *Dailymotion* et *Vimeo*. Malheureusement, j'ai perdu dans un premier temps grand nombre de vidéos *YouTube* qui ont été éliminées pour des raisons obscures de censure, sans explications et sans possibilité de retour. J'ai été écœuré par la complexité de la censure sur *YouTube* : environ 300 Vidéos de techniques opératoires expliquées, et les résultats avant-après ont été effacés brutalement. Je n'ai jamais pu les récupérer ; je n'ai jamais pu savoir pour quelle raison ces vidéos avaient été blacklistées, déclarées non compatibles avec la politique éditoriale de *YouTube*. J'ajoute que je n'ai jamais voulu d'ailleurs monétiser ces vidéos, ni cotiser sur *YouTube* !

Après quelques années de dépit, j'ai recommencé à fabriquer des vidéos *YouTube* à l'aide du logiciel *Movie Maker*, créant de courtes vidéos de 3 à 7 minutes, concernant certaines pathologies chirurgicales, les techniques permettant la correction du problème, des photos et des vidéos anonymisées de résultats avant-après. Au fur et à mesure des années, cette chaîne *YouTube* de chirurgie esthétique s'est étoffée. J'ai rajouté deux autres chaînes, l'une consacrée à développer la notoriété de certains de mes assistants, et d'autres à montrer la qualité de la chirurgie esthétique pratiquée par les chirurgiens de Paris et de France.

Ces vidéos *YouTube*, *Dailymotion*, ou *Vimeo* comportent à mon avis un immense intérêt éducatif et informationnel ; il n'est pas facile de filmer les résultats avant-après pour les inclure dans ces vidéos, car il existe une censure importante ; toute vision d'un mamelon ou d'un téton, d'organes sexuels, ou de fesses exposées entraîne la suppression automatique des vidéos considérées comme pornographiques et donc incompatibles avec le visionnage grand public...

Chapitre 4

Quelles photos pour quel type d'opération ?

Les chirurgiens en tant qu'architectes de la matière vivante cherchent la structure en fonction de la lumière et de l'attrait que l'effet envisagé peut lui apporter. Raquel Fonseca

Le chirurgien a besoin d'excellentes photos préopératoires ; pour lui, les photos agrandies format 13x18 sont comme les radiographies pour un chirurgien orthopédiste qui doit réparer des fractures ou des luxations. Chaque partie du corps qui doit être opérée justifie une approche photographique spécifique ; je souhaite donner ici mon expérience personnelle concernant la pratique de ces photographies ; tout praticien a ses propres lubies et sa propre façon de procéder ; on ne peut donc dire que les conseils que je prodigue ici sont des standards intangibles, car c'est l'expérience de chacun qui va permettre de conditionner le travail photographique pré- et post-opératoire pour obtenir des résultats optimaux sur la table d'opération, puis des éléments de comparaison valides au cours des consultations

Paupières

But

Les photographies pour illustrer les paupières sont destinées à étudier les effets de l'âge au niveau des paupières supérieures et inférieures ; il s'agit aussi de comparer la symétrie au niveau des deux côtés, et de mettre bien en évidence les poches graisseuses des paupières inférieures et éventuellement supérieures.

Technique

Dans mon expérience, la meilleure vision des éléments suscités est réalisée par des photographies en noir et blanc en format 13x18 ; j'ai l'habitude de pratiquer une série de photographies de face du visage, puis des photographies centrées sur les paupières supérieures et inférieures, paupières ouvertes et paupières fermées ; s'il existe des poches au niveau des paupières inférieures, j'affectionne alors une lumière venue d'en haut qui peut même être réalisée au moment où la patiente est en salle d'opération, en utilisant la lumière du scialytique placée au-dessus de la tête ; on peut ainsi mettre en relief d'une façon déterminante l'aspect des paupières inférieures, avec leurs poches graisseuses caractéristiques, et différentes d'un œil à l'autre.

Dans certains cas, il me paraît aussi intéressant de faire une photographie de profil pour montrer comment la peau de la paupière supérieure vient recouvrir le coin de l'œil, et aussi apprécier s'il existe ou non une exophtalmie, c'est-à-dire un œil qui est trop projeté vers l'avant à cause d'un contenu graisseux excédentaire en profondeur de la paupière ; cela constitue une étude de l'exophtalmie, qui peut coexister avec une anomalie des paupières dans le cadre d'une hyperthyroïdie évolutive.

Particularités

Les photographies en grand format au niveau des paupières sont absolument essentielles car elles permettent aussi aux patients de vérifier pourquoi les détails de l'opération pratiquée sont tels que le chirurgien les a précisés avant l'opération ; notamment, l'étude de la symétrie des deux côtés est fondamentale, car souvent les patientes se plaignent que les cicatrices des paupières supérieures ne sont pas à la même hauteur, ou que leur fente oculaire a été diminuée ou augmentée. Alors qu'il n'en est rien sur le plan opératoire ; les photographies sont là pour le démontrer.

Problèmes

Les problèmes que j'ai rencontrés au moment de la prise de vue des paupières sont essentiellement liés à un défaut d'éclairage et à l'impossibilité de visualiser les petits défauts des paupières, ainsi que les poches graisseuses présentes ; je ne suis pas opposé bien sûr à l'utilisation des photographies en couleurs, mais je trouve qu'elles sont peut-être un peu moins spectaculaires que les photographies en noir et blanc pour l'étude des paupières, et pour la démonstration au patient de leur état préopératoire, ainsi que pour faire un bilan post-opératoire comparatif.

Front injection de botox ou lifting frontal

But

Il s'agit de préciser avant toute injection l'existence des rides du front horizontales, les rides du lion, et les ridules au coin des yeux au moment du sourire.

Technique

Peu importe ici qu'il s'agisse de photographies en noir et blanc ou en couleur ; personnellement, j'utilise encore beaucoup le noir et blanc, car cela permet de mieux mettre en relief les ombres et les lumières nécessaires pour bien marquer les rides visibles ; du fait que les rides en cause n'apparaissent qu'au moment de la contraction des muscles frontaux ou inter-sourciliers (muscle corrugateur), il est important de pratiquer une photographie au repos au départ, puis les photographies en contraction des différents muscles en cause : front hyper contracté vers le haut, rides du lion lorsque l'on fronce les sourcils, rides latérales au coin des yeux lorsque la patiente sourit.

L'utilisation d'une lumière verticale peut-être intéressante ; en tout cas, un flash frontal efface immédiatement l'ensemble des rides visibles et donc est contre-indiqué absolument.

Particularités

Il est tout à fait surprenant de voir à quel point il existe une asymétrie entre les côtés droit et gauche du visage ; c'est pourquoi il est intéressant de pouvoir disposer assez rapidement de photographies précises pour pouvoir le signaler au patient ; notamment ou du fait de l'action du Botox retardé de 3 à 4 jours, certains patients peuvent accuser l'injection d'avoir entraîné une asymétrie au niveau des rides du front ou de la position des sourcils ; d'où l'importance essentielle des photographies préopératoires qui permettent de montrer cette asymétrie préexistante.

Problèmes

L'absence de document pré-injection est un vrai problème parce que l'on ne pourra jamais montrer aux patients que son état préopératoire comportait une asymétrie, aussi bien au niveau des rides du front qu'au niveau des sourcils et des rides de la patte d'oie. Si, par malheur, l'appareil photo ne fonctionne pas ou mal, il est bon de faire un dessin immédiat des rides pour le montrer aux patients, afin de bien les avertir qu'une asymétrie après injection peut survenir ou être majorée ; si, par contre, c'est l'effet de l'injection qui a été la cause d'une asymétrie gauche-droite, ou d'un relèvement exagéré des sourcils, ou d'une apparence un peu diabolique à cause d'un coin de sourcil relevé plus haut que le reste, une nouvelle injection compensatoire devra être indispensable à la pointe du V Relevé, pour corriger cet aspect “diabolique”.

Rhinoplastie & profiloplastie

But

Il est essentiel en matière de rhinoplastie ou profiloplastie de bien montrer aux patients l'importance de sa déformation nasale, qu'il s'agisse d'un nez trop grand ou au contraire trop creusé, présentant des anomalies post-opératoires (nez secondaire ou nez opéré par quelqu'un d'autre). De plus, il existe très souvent une différence entre les deux profils ; les patients nous disent souvent préférer un profil à l'autre ; les clichés de trois quarts sont indispensables car ils agrandissent la déformation par effet perspective.

Technique

Les photographies présentent un jeu complet de vues comportant une vue de face, des trois quarts gauche et droit, des profils gauche et droit, une vue également du visage relevé vers le haut pour bien mettre en évidence les orifices narinaires et la forme de la pointe du nez qui est donc vue par en dessous.

Il est très important de faire ces photographies à au moins 1 mètre de distance, pour éliminer les déformations liées à des photographies trop proches, qui entraîneraient un grossissement des premiers plans. On a ainsi une bien meilleure visualisation du profil avec une vue naturelle ; c'est sur ces clichés que l'on pourra dessiner des corrections sur un calque transparent, à l’aide d’un crayon et d’une gomme ; les clichés peuvent aussi servir de base un travail de morphing informatique. L'utilisation d’une lumière latérale ou verticale peut-être intéressante, mais un flash est également tolérable à condition que la photographie soit prise de loin : l'essentiel est d'avoir une lumière naturelle sur le visage en supprimant les ombres portées.

Particularités

Il n'est pas rare que les patients nous disent ne pas se reconnaître sur ces photos ; en effet, il est très rare qu'un patient puisse se voir dans un miroir à un mètre de distance, et il n'a pas donc conscience réellement de l'aspect de son profil, sauf quand il se regarde grâce à deux miroirs, ce qui forcément déforme un peu la réalité de sa vision.

Les photos de trois quarts sont également très importantes, car du fait qu'elles majorent la déformation, elles contribuent à bien mettre en évidence les différences entre les deux côtés, et permettent aux patients de se rendre compte des anomalies qu'il faudra corriger pendant l'opération.

Enfin, la photo vue par-dessous est fondamentale car c'est la seule qui peut permettre aux patients la prise de conscience de l'épaisseur de la peau sur la pointe nasale, de son arrondi plus ou moins marqué ; de la pointe de la symétrie des cartilages de l'aile du nez, et également de la déviation visible de la cloison nasale si celle-ci est existante mais modérée, parfois même difficile à déceler sur le cliché de face.

Problèmes

Les problèmes principaux que nous avons été amené à rencontrer sont liés à la non-reconnaissance du patient de son propre profil, ou parfois à la non-compréhension du fait qu'un grand nez peut s'accompagner d'un trop petit menton, et que par conséquent il faudrait une correction de l'ensemble de son profil, du menton et du nez, par des techniques très variables ; personnellement, je favorise la ré-inclusion d'une bosse osseuse nasale au niveau du menton (profiloplastie), quand la bosse à enlever est de taille suffisante. L'insertion se fait alors par voie endo-buccale, en passant au devant de gencives des dents du bas. Quand il existe une projection importante du nez et un menton trop fort, je suis plutôt réticent quand il s'agit de réduire les mentons, sauf chez certains prognathes, car un menton fort est un signe d'énergie dans la vie de tous les jours ; s'il existe des anomalies de l'articulé dentaire, une correction maxillaire devra être envisagée par un chirurgien maxillo-facial compétent.

Lifting cervico-facial

Buts

Les photographies pour montrer le vieillissement du visage sont assez complexes à réaliser ; l'utilité des photographies en noir et blanc me paraît supérieure à celles en couleur, car elles sont plus démonstratives que ces dernières ; il faut également faire des photographies à une certaine distance, au moins 1 mètre sinon à 2 m ou 2 m 50. Un objectif photographique de 80 ou 100 mm sera peu déformant, par rapport à un objectif de 50 mm même d'excellente qualité ; dans mon expérience, l'éclairage doit être plutôt doux, sans vouloir forcément marquer le visage par un éclairage vertical ou latéral exagéré ; en effet, il faudra ensuite comparer ces photographies préopératoires à des photographies postopératoires de bonne qualité : pour ne pas tricher, il me paraît absolument essentiel d'utiliser si possible la lumière du jour, ou une luminosité un peu neutre, pour que le patient puisse se reconnaître et ne pas dramatiser la séquence. Enfin, il n'est pas mauvais que le patient amène des photographies de lui à un âge plus jeune, que l'on pourra joindre à son dossier photographique, ce qui nous servira d'illustration et de base de départ, comme une radiographie avant une fracture.

J'ai pour habitude d'afficher ces photographies essentielles sur le mur du négatoscope pour les avoir sous les yeux en train d'opérer.

Technique

Il paraît nécessaire de réaliser des photographies préopératoires multiples, de face, des deux profils, des deux trois quarts ; éventuellement, si l'on envisage une augmentation du volume du visage par un lipofilling ou par l'injection d'un acide hyaluronique très dense (comme il en existe actuellement dans le commerce), il sera bon de faire des photographies un peu agrandies, aussi au niveau de la lèvre supérieure ou de la bouche en entier, surtout s'il existe un aspect plissé en code-barres de la lèvre supérieure, ou une insuffisance des lèvres au niveau de la lèvre blanche, de la lèvre rouge ou du philtrum ; tous ces éléments devront être documentés avant l'intervention pour pouvoir en discuter avec le ou la patiente. Ces détails du visage seront donc photographiés en gros plan, séparément des grandes photographies utiles pour le lifting en lui-même.

Particularités

Les photographies préopératoires en matière de lifting sont tout à fait fondamentales pour que le patient prenne conscience de l'état de son visage, de l'état de sa peau et des formes générales de relief et des creux qui peuvent apparaître avec le vieillissement ; il est nécessaire d'avoir de très bonnes images de la surface cutanée, notamment au niveau des lèvres et des joues, et, dans certains cas, il faudra accentuer par une lumière venant un peu de côté, les anomalies du relief les creux des joues causées par l'ablation de certaines dents : ceci peut entraîner des dépressions au niveau des joues, asymétriques. Il faut bien documenter ces anomalies qui, sinon, peuvent entraîner des remarques post-opératoires en disant que l'opération n'a pas été faite de la même façon des deux côtés : ces documents qui prouvent l'état plus ou moins inégal et régulier des joues ainsi que la position et la symétrie de la bouche et des sillons nasogéniens sont de la première importance pour pouvoir ensuite expliquer au patient que l'opération s'est faite de la façon la meilleure possible, et que les différences dont les patients se plaignent parfois sont liées à un état préopératoire qui n'est pas simple à corriger.

Dans certains cas, certaines patientes demandent même à faire des retouches, car leur regard dans le miroir entraîne des doléances qui ne peuvent trouver une explication que quand on se penche sur les photographies préopératoires où l'on peut déjà remarquer cette asymétrie rarement flagrante.

Problèmes

Le problème essentiel au niveau des photos du visage pour un lifting est que les patients ne se reconnaissent jamais sur les photos car leur image est inversée par rapport au miroir !

Le photographe auquel j'envoyais autrefois les patientes pour se faire photographier avant les opérations de type lifting avait l'astuce *d'inverser les photos au moment de leur tirage* ; ainsi les patientes se reconnaissaient réellement sur les photographies préopératoires ; c'est dire combien est intense la distorsion de la perception de nos yeux par rapport à notre image. Cette perception inversée doit être absolument connue de tous ; il est plus facile actuellement, avec les images numériques, de préparer des photographies de la patiente en inversant le cliché de la gauche vers la droite, de façon à respecter la possibilité pour chaque patient de se reconnaître sur les photos préopératoires – ce qui facilite grandement l'acceptation des résultats post-opératoires.

Lipolift ou dégraissage du cou

But

Il s'agit de capter l'ensemble du visage et surtout de rendre les volumes apparents ; pour ce faire, l'idéal est d'utiliser des photographies en noir et blanc, mais la couleur aussi peut jouer un rôle démonstratif à condition de bien placer les lumières.

Technique

Pour rendre les reliefs plus apparents il est important d'utiliser des clichés avec un certain contraste de lumière, donc d'utiliser une lumière verticale ou de 3/4 haute d'un côté ou de l'autre ; ainsi on aura une meilleure impression du volume du cou et l'anatomie des parties latérales du visage.

Particularités

Les patients sont en général surpris par l'importance des anomalies des volumes et les contrastes au niveau du bas du visage et du cou ; ils mentionnent par eux-mêmes leur dégoût d'avoir cet empâtement de la partie basse de leur visage. Les clichés les confortent en général pour subir une intervention de type lipolift ou liposuccion du cou, ou toute autre opération chirurgicale visant à redonner un cou parfaitement bien tendu.

Problèmes

Pour obtenir de bons clichés, il est nécessaire de faire des photographies d'assez loin (au moins un mètre), afin de mettre en relation le visage et les épaules ; la simple photo du visage avec le cou est en général insuffisante ; il faudra demander aux patients de dégager les épaules pour la prise de vue.

Oreilles décollées

But

Pour démontrer la situation où se trouvent les oreilles décollées, il est important de faire deux clichés supplémentaires par rapport aux clichés habituels de la tête que nous faisons.

Technique

Un cliché pris en arrière qui montre la différence de symétrie entre les côtés droit et gauche ; éventuellement, un cliché de face la tête relevée vers le haut, qui peut montrer la différence de position des lobules des oreilles

Particularité `

Les photos concernant les oreilles décollées sont souvent prises chez des enfants qui bougent beaucoup ; une certaine dose de patience est donc nécessaire, en leur expliquant l'importance des clichés ; il est intéressant aussi pour le chirurgien de distinguer les reliefs cartilagineux de l'hélix et de l'anthélix pour les améliorer autant que possible.

Problèmes

Recoller les oreilles est une technique parfaitement au point ; il existe d'ailleurs une multiplicité de techniques, chaque chirurgien ayant la sienne ; un des points importants est de noter la différence de symétrie du crâne sur lequel s'implante l'oreille, ce qui peut déterminer une orientation un peu différente des deux côtés ; ceci doit être signalé à l'enfant et aux parents, afin d'éliminer toute récrimination ultérieure après l'opération.

Sillons nasogéniens & plis d'amertume

But

Visualiser les sillons d'amertume avant de les diminuer ou de les éliminer par des injections d'acide hyaluronique ou par lipofilling est nécessaire avant de pratiquer les gestes qui feront disparaître l'aspect des creux qui forment des parenthèses asymétriques autour de la bouche.

Technique

Il me semble utile de faire une photographie de face en noir et blanc ou en couleur avec une lumière augmentant le contraste : soit une lumière située au-dessus de la tête mais un peu décalée du centre ; soit deux projecteurs de 3/4 pour essayer d'augmenter la profondeur des sillons et bien les visualiser.

J'ajoute en général deux photos de trois quarts en assez gros plan, prenant la bouche et chaque sillon de chaque côté, en positionnant la pommette controlatérale de la façon la plus proéminente possible ; on a ainsi une image idéale du sillon à traiter de chaque côté, ainsi que d'ailleurs des plis d'amertume qui rendent la bouche déformée vers le bas, en un rictus triste qui sera corrigé dans le même temps.

Particularité

Pour la visualisation des sillons nasogéniens, la lumière naturelle de face ne paraît pas particulièrement utile car elle a tendance à plutôt les effacer ou à diminuer l'intérêt de l'injection.

Problèmes

Le principal problème est de ne pas disposer de clichés avant l'injection car certaines patientes vont contester le résultat ou parfois ne pas accepter l'idée qu'il faut une quantité de produit importante et donc relativement onéreuse pour arriver à un bon résultat ; d'où la nécessité de disposer d'excellents documents pour pouvoir expliquer la stratégie thérapeutique utile.

Hypertrophie mammaire, hypoplasie mammaire

But

La chirurgie d'augmentation ou de réduction mammaire ou de reconstruction du sein après cancer est particulièrement demandeuse de bons documents préopératoires, car les patientes sont très exigeantes quand il s'agit d'apprécier le résultat ou au contraire de le dénier !

Technique

L'idéal est de pratiquer des photographies de face de deux trois quarts et des deux profils éventuels avec une lumière douce et naturelle ; il n'y a pas lieu de mettre en avant des éclairages particuliers ; l'idéal est de prendre des clichés à 1 m 50 ou à 2 m de distance ; parfois le cliché de profil permettra de conserver une image d'une patiente au dos courbé en avant à cause du poids des seins qui plie la patiente sur elle-même pour soulager le poids de la poitrine ou le complexe de trop petits seins ; par contre, il est important de garder un bon niveau horizontal de façon à pouvoir démontrer une différence de situation des sillons sous-mammaires.

Pour souligner une asymétrie importante, il est bon de faire lever les bras en l'air et de photographier ainsi le torse de la patiente où l'on verra la différence de position des deux sillons sous-mammaires.

Particularité

Il est important de préserver la pudeur de chaque patiente et de ne pas photographier forcément son visage si elle ne le souhaite pas ; en effet l'utilisation de ces photographies en post-opératoire pour des projections en congrès ou des discussions professionnelles est possible ; d'ailleurs, cette éventualité est mentionnée dans le consentement mutuel, mais la patiente a le droit de refuser que son visage soit montré sur les photos ; dans ce cas, il faudra strictement respecter cette demande.

Problèmes

Ne pas disposer de photographie préopératoire en matière de chirurgie des seins est un grave manquement à l'exercice de notre métier : en effet, il est fondamental en post-opératoire de pouvoir discuter avec la patiente du résultat obtenu en lui montrant son état préopératoire ; parfois, certaines patientes se prennent elles-mêmes en photo, et ce, en général, plusieurs fois après l'intervention pour suivre leur propre cicatrisation ; en cas de problème, l'essentiel est de disposer de documents valides qui permettent d'authentifier l'acte opératoire dans sa qualité et dans la tentative de symétrisation que ce geste chirurgical suppose.

Reconstruction du sein après cancer

But

Il s'agit de documenter l'état préopératoire qu'il s'agisse d'une mastectomie totale ou partielle ou d'une reprise d'une reconstruction qui paraît insatisfaisante à la patiente opérée.

Technique

Dans le domaine de la reconstruction du sein, une excellente lumière est nécessaire pour démontrer la position de la cicatrice et la différence de volume entre les deux seins ; il est également nécessaire de documenter l'état cutané du côté du cancer du sein opéré, avec parfois la présence d'une radiodermite qui donne une coloration un peu rouge ou tissu cutané ; donc des photographies couleur seront bien entendu préférées dans ce domaine qui concerne la reconstruction du sein. Deux éclairages latéraux seront donc préférés plutôt qu'un seul éclairage de face, pour bien documenter les deux hémithorax.

Particularité

Du fait de la différence des deux côtés, les patientes sont en général gênées pour se déshabiller ; aucun cas n'est similaire, car chaque patiente a sa propre conformation thoracique ; les résultats varient en fonction d'opérations antérieures très diverses, qui ont visé à enlever le cancer du sein d'une façon totale ou partielle ; puis s'en est suivie une reconstruction plus ou moins satisfaisante. Une grande douceur d'approche psychologique est donc indispensable avant de pratiquer ces photographies.

Problèmes

Les résultats sont plutôt bons quand il s'agit de reconstruction du volume du sein ; mais la reconstruction de l'aréole pose toujours un problème ; dans certains cas, il a été pratiqué un tatouage ; les photographies couleur sont très certainement les meilleures pour authentifier la qualité du résultat surtout si l'on a fait une reconstruction par greffe composée : on pourra alors illustrer l'augmentation du volume du téton et la qualité de la réparation par des clichés pris de très près et de profil qui mettront en évidence la nouvelle apparence de la greffe composée très supérieure dans ces résultats par rapport au tatouage qui n'est qu'un dessin sur le plat de la peau.

Seins ombiliqués

But

Il faut montrer la reconstitution du mamelon qui était rentré à l'intérieur de l'aréole, qu'on doit faire ressortir par une opération ; donc privilégier un éclairage latéral.

Technique

Il faut ajouter au cliché standard des photographies prises de profil ou de trois quarts avec un éclairage latéral pour bien magnifier le gain de projection des mamelons ainsi reconstruits et qui dépassent à nouveau du plan de l'aréole.

Particularité

Une focale micro est nécessaire le plus souvent pour avoir un cliché démonstratif de la saillie des mamelons obtenus par la chirurgie.

Problèmes

Il peut être difficile de documenter le résultat obtenu qui parfois est modéré, si l'on ne dispose pas de bons clichés préopératoires ; ces clichés sont difficiles à faire au bloc opératoire car l'éclairage du scialytique est vertical, et écrase quelque peu les clichés que l'on pratique au dernier moment…

Liposuccions, lipoedème & lymphœdème

But

Il s'agit ici de faire des photographies où on voit l'ensemble du corps sur un fond plutôt foncé afin de faire ressortir la silhouette ; nous ne disposons pas facilement de méthode de mesure par la photographie des volumes et des périmètres de cuisses, des hanches ou des jambes ; c'est pourquoi l'éclairage est tellement important pour obtenir un bon rendu des volumes !

Technique

Un grand fond uni de couleur foncée est nécessaire pour bien faire le contrepoint des couleurs de la peau ; la patiente doit se tenir environ 20 à 30 cm en avant de ce fond ; les photographies sont faites à 2 m au moins de distance, avec des clichés de face, de dos et les deux profils une jambe avancée devant l'autre ; un vêtement string doit couvrir les organes génitaux.

Particularité

Il est très difficile de comparer les résultats avant après car souvent les photos ne sont pas prises avec le même recul et il existe toujours des petites altérations dans les positions des jambes des patients ; c'est pourquoi une certaine habitude de standardisation est nécessaire à celui qui fait les photos : les photographies au bloc opératoire n'ont vraiment aucun intérêt car on n'a pas le recul nécessaire pour mettre en avant la silhouette que l'on souhaite opérer et améliorer. Par contre, il faut documenter la quantité de graisse que l'on a enlevé de chaque côté du corps.

Problèmes

Toute la difficulté est de rendre visible la diminution du volume et/ou du diamètre des membres que l'on a été amené à améliorer par un acte chirurgical ; il faut au moins 6 semaines pour qu'un résultat puisse apparaître de haut en bas, et il faut donc pratiquer des photographies pas trop fréquentes pour apprécier le résultat et le démontrer aux patientes ; l'utilisation d'un éclairage en lumière naturelle ou avec deux spots lumineux de chaque côté pour améliorer l'effet volume paraît utile.

Plastie abdominale & mini lift abdominal

But

Il s'agit de rendre visibles le volume abdominal et la distension des tissus ainsi que, parfois, l'existence des vergetures, en essayant de documenter l'ensemble des déformations de la silhouette qui peuvent être présentes.

Technique

Il faut donc un cadre large, avec un recul de moins de 2 m ; un éclairage naturel ou bien 2 spots lumineux latéraux, car un flash frontal écrase la silhouette. Les clichés seront pris de face les deux profils, parfois de dos s'il existe un pneu qui fait le tour du corps au niveau de la ceinture ; enfin, il est important de faire un cliché penché en avant de profil pour montrer la distension cutanée ; un cliché ventre relâché de face et rentré de face seront très utiles pour illustrer un diastasis éventuel ou une éventration.

Particularité

Il faut préserver absolument la pudeur de chaque patiente et éviter de photographier le visage si la patiente ne le souhaite pas ; les photographies en même temps de la poitrine ou des fesses peuvent être utiles si la patiente demande en même temps que la correction de la paroi abdominale, un lipofilling des fesses pour les rendre plus proéminentes ou bombées.

Problèmes

Le plus difficile est de parvenir à des clichés acceptables sur une patiente qui accepte de se déshabiller de façon à ce que le résultat soit pudique et satisfaisant

Nymphoplastie

But

Il s'agit de montrer de combien les petites lèvres sont hypertrophiques avec aussi parfois une couverture du capuchon clitoridien.

Technique

Macro photo nécessaire à une distance de 20 à 50 cm en demandant à la patiente elle-même d'écarter ces petites lèvres pour en montrer l'importance ; présence indispensable d'une troisième personne secrétaire ou infirmière en tant que témoin ! Flash indispensable.

Particularité

Il s'agit de photos particulièrement intimes et posant un problème au niveau de la prise de vue ; pourtant, il est nécessaire de documenter l'état préopératoire afin de juger l'évolution post-opératoire ainsi que le résultat final ; il faut le faire comprendre à la patiente par une explication détaillée du pourquoi de ces photographies qui ne devront jamais être publiées sans l'accord explicite de la patiente même pour des publications scientifiques ;

Problèmes

Certaines patientes peuvent être très réticentes à l'idée de faire ces photographies ; il faudra alors leur demander de faire des photographies préopératoires elle-même avec leur smartphone ou en demandant à leur partenaire afin de documenter l'état préopératoire.

Injection des lèvres

But

L'injection des lèvres au niveau de la bouche a pour but de documenter la réparation de la lèvre blanche si elle porte des ridules (ce que l'on appelle « un aspect en barre codes ») ou bien en ce qui concerne l'épaississement dans la lèvre rouge et sa projection ainsi que celle de la lèvre inférieure dont il faut souvent faire un traitement concomitant.

Technique

Il est nécessaire de faire un très bon cliché de face avec une lumière naturelle ou avec une lumière de chaque côté du visage pour essayer d'étoffer la notion de volume au centre du visage ; ces photographies sont faites en situation neutre sans sourire ni projection de la lèvre vers l'avant. Une photographie de profil de chaque côté agrandie à environ 20 cm de distance est importante pour pouvoir bien montrer à la patiente le rapport entre la lèvre supérieure et la lèvre inférieure sur le profil obtenu.

Particularité

L'intérêt de ces photographies n'est pas toujours compris par les patientes en préopératoire ; pourtant, il est nécessaire de les faire car un certain nombre d'entre elles seront insatisfaites du résultat, voulant toujours plus ou un peu moins ; par ailleurs, sur les photos de face, il est important de noter s'il existe une asymétrie des deux hémi lèvres avant l'intervention ; cette asymétrie est très fréquente et peu reconnue par les patientes ; elle se superpose à l'asymétrie des plateaux dentaires ; souvent d'ailleurs les patients sourient en coin en remontant un angle de la bouche plus haut que l'autre.

Problèmes

La perception volumétrique des patientes n'est pas tout à fait la même que quand elles se regardent dans le miroir et quand elles voient les photographies ; en effet, souvent les patientes ont tendance à mettre les lèvres en avant en les projetant ou en souriant ce qui fausse un petit peu les résultats ; la comparaison avec les photographies préopératoires est donc essentielle avant de procéder à des retouches ou à une nouvelle augmentation.

Lipofilling des mains

But

Il faut illustrer le lipofilling des mains qui est une opération spéciale qui vise à augmenter l'épaisseur cutanée du dos des mains souvent affinées avec l'âge, qui laisse apparaître les veines et donne un côté chiffonné à la peau de la face sociale de la main.

Technique

Les clichés seront pris en macro-photo des deux mains posées à plat sur un tissu foncé, sans flash, mais avec une lumière de côté ou deux lumières latérales, pour souligner la minceur du dos des mains. Deux autres clichés seront pris sur les façades latérales de la main doigts tendus.

Particularité

L'illustration de la minceur de la peau à la face dorsale des mains de certaines patientes vient renforcer leur impression personnelle, qui est d'autant plus confortée qu'elles ont subi un lifting cervico-facial rajeunissant auparavant, ou qu'elles se sont rendu compte qu'il s'agit d'une atteinte génétique, car un membre de leur famille, père ou mère, présentait également cette particularité.

Problèmes

La mise au point photographique pour obtenir une netteté absolue est très difficile pour ces photographies du dos des mains ; il faut une certaine patience et vérifier chaque cliché, ce qui est plus facile avec les photos numériques qu'avec un appareil argentique…

Lipofilling des fesses

But

Il faut documenter une augmentation du volume des fesses, ce qui est une opération en ce moment relativement demandée par des patientes pour des raisons ethniques et esthétiques.

Technique

Les clichés les meilleurs seront pris sous lumière naturelle ou avec deux projecteurs latéraux un peu décalés pour donner une image illustrant avec précision le volume de la fesse ; les clichés seront pris à 2 mètres de distance en position debout, patiente vue du dos et les deux profils ; un vêtement type String est recommandé, car les patientes peuvent être extrêmement pudiques, même réticentes craignant que leurs photos ne soient publiées telles quelles en dehors de raisons scientifiques.

Particularité

Il s'agit souvent de patiente de couleur, pour lequel un éclairage plus intense et nécessaire afin de ne pas avoir des clichés trop foncés ; deux éclairages latéraux sont utiles pour montrer aussi le grain de la peau et parfois les petites indentations liées à des rétractions cellulitiques.

Problèmes

Les photographies avant l'opération sont ici totalement fondamentales car certaines patientes peuvent être insatisfaites après une ou deux séances de lipofilling jugeant que le volume de fesses qui a été obtenu n'est pas suffisant ; elles demandent donc des retouches opératoires ; il ne suffit pas de croire qu'un vêtement dira la vérité : enfilé plus ou moins facilement, il permet de savoir si les fesses sont plus ou moins plus gonflées qu'avant l'intervention ; il faut pouvoir l'authentifier par des documents objectifs, telles des photographies prises toujours de la même façon à la même distance et avec un éclairage satisfaisant pour pouvoir comparer les deux images avant après.

Chapitre 5

Quelques grands photographes
autour de moi

Écriture de la lumière, c'est par cette qualité valorisante que la photographie se fait désirer. Raquel Fonseca

Sophie Ristelhueber

Je connais Sophie Ristelhueber depuis mes tout débuts de chirurgien ; cette photographe remarquable était à l'époque très jeune. Née en 1949, elle a toujours fait preuve d'une grande curiosité ; rien ne lui faisait peur ni les souffrances humaines – car on était en pleine période d'après-guerre –, ni l'audace d'aller explorer le champ photographique dans les salles d'opération ; car elle avait choisi une thématique très singulière, la cicatrice ; pas la petite cicatrice, mais si possible des cicatrices géantes qui déparaient le corps et qui faisaient peine à voir, même pour les chirurgiens que nous étions ; la cicatrice est la malédiction laissée par une plaie, créée par un accident qui parfois s'appelle un chirurgien… La cicatrice fait mal ; encore plus que le souvenir imprimé dans le cerveau du traumatisme qui en est la cause ; même fine, légère, ou énorme et boursouflée, la cicatrice crie cette entaille qui peut devenir insupportable, très visible ou à peine, douloureuse ou simplement présente, et bouleverser une vie entière.

Pensons aussi à tous les voyages dans des territoires périlleux de la guerre comme au Liban, en 1984 ; mais cette photographe exceptionnelle fut aussi passionnée par les blessures infligées à la terre, la ville, l'espace, mais aussi à l'homme. Elle a donc réalisé un dossier, nommé « everyone » en 1994, sur les cicatrices impressionnantes qu'elle était venue photographier à l'hôpital où je travaillais, et aussi auprès d'autres collègues ; il y avait chez elle un talent particulier pour montrer que la cicatrice est une horreur en soi ; d'ailleurs, toutes ses photos ultérieures ont aussi témoigné de cette capacité à saisir l'entaille, l'anomalie, le bouleversement ; qu'il s'agisse des chairs blessées, comme dans la série que je connaissais pour y avoir participé, ou dans les autres occasions où elle s'est servie d'un appareil photo, elle nous montrait, en deux dimensions, un malheur à trois dimensions sinon plus. Sophie Ristelhueber est maintenant célèbre, elle a même exposé au MOMA ; ses travaux sont rentrés dans des musées ; elle a réalisé un film avec Raymond Depardon ; mais les cicatrices exposées par cette photographe hypersensible continuent de me hanter ; ce sont elles que je vois comme stigmate de vilaine chirurgie à l'heure des mini-cicatrices et de la chirurgie robotisée par abord minimal ; on parle ici de véritables cicatrices immenses sur le dos d'une patiente opérée d'une scoliose rachidienne ; la patiente est déjà oubliée ; mais la cicatrice sur la feuille de papier en tirage noir et blanc grand format reste gravée d'une façon inaltérable, comme un crime contre la peau.

Touhami Ennadre

J'ai connu Touhami Ennadre dans les années 1980 ; il était un photographe inconnu né au Maroc en 1953 ; il m'a demandé de venir faire des photographies en salle d'opération ; j'avais acquis une petite notoriété car je pratiquais de la chirurgie de réimplantation, c'est-à-dire de la microchirurgie pour remettre en place un bras, une main, un doigt ou n'importe quel élément du corps qui avait été détaché par un accident et qu'il fallait rabouter en utilisant les techniques de microchirurgie ; pour effectuer ces opérations, il fallait être très habile et utiliser un microscope opératoire, qui oblige à regarder droit devant soi et non pas les mains qui travaillent en profondeur ; cette technologie a permis plus tard de faire des greffes totales du visage et de la chirurgie super lymphatique ; pour le jeune photographe Touhami Ennadre, c'était une double découverte : une chirurgie inconnue faite par un jeune chirurgien inconnu ; nous devenons amis ; il m'a expliqué toute la cuisine photographique qu'il devait faire pour obtenir ses noirs si profonds et ses blancs pleins de petits détails où la lumière ne faisait que révéler le substrat des tissus des pierres de la peau, peut-être même de la poussière du temps. Je suis très heureux et flatté que ces thèmes chirurgicaux où s'associaient la réparation des membres et des structures vitales avec celui de la chirurgie esthétique ont pu pousser ce jeune photographe à venir me voir à l'hôpital Boucicaut dans le service du Professeur Raymond Vilain qui fut mon maître. À l'heure dite, je vis arriver un jeune homme avec un appareil photo qu'il tenait du bout de la main, mais pas devant ses yeux. L'appareil était suspendu au bout de son bras baissé ; il commença à presser le bouton d'instinct, avec des prises de vue à des moments imprévus et également en salle d'opération, sous des angles inhabituels, sans regarder dans le viseur... Je le laissais faire ; nous avons discuté un petit moment ; il était d'origine marocaine et essayait de se frayer une place dans le milieu artistique parisien ; il était à la recherche de documents exceptionnels.

Quelle ne fut pas ma stupeur quand je vis les résultats de son travail et également le reste de ses ébauches photographiques, y compris un projet étonnant concernant les statues équivoques que l'on trouvait sur les toits de Notre-Dame de Paris, à condition de grimper au faîte de la cathédrale et de s'isoler, le temps nécessaire pour découvrir des chefs-d'œuvre inconnus.

Pour ma part, les photos qu'il avait prises au bloc opératoire étaient de véritables merveilles ; elles étaient toutes en noir et blanc tirées en grand format ; c'est lui-même qui faisait les arrangements lumineux au tirage ; c'était de vrais chefs-d'œuvre ; j'ai tissé des liens amicaux avec lui, avec en plus la possibilité d'acheter une œuvre représentant des mains d'un vieillard qui enserre les mains d'un enfant. Cette photographie précieuse orne toujours les murs de mon bureau ; je pense à mon ami Touhami chaque fois que je passe devant cette image.

Puis Touhami Ennadre a accompli un grand chemin de réussite puisqu'il est devenu un des exposants du musée de la photographie à Paris. Une grande exposition à l'Institut du monde arabe, Musée d'art et d'histoire musulmane, et également au Maroc où il a eu des expositions remarquables et contestées en pays musulman – mais c'est cela qui fait le génie d'un créateur qui ose tout et sans rien montrer de sale ni de choquant, simplement de l'humain en amour, misère, religion ou dévotion.

Ses images plus décalées aussi, des enchaînements et ligatures, tout cela en des grands formats en noir et blanc prodigieux qui nous obligent à penser à la condition humaine et aux relations harmonieuses quasiment impossibles entre êtres humains qui ne savent plus que se parler avec violence et jalousie.

David Mohror

J'ai fait la connaissance de Morhor, de son vrai nom David Harali, par le biais d'amis communs ; dans son appartement, il y avait déjà un signe qui me plaisait : la présence de tableaux de Dado, un peintre peu connu assez extraordinaire dans son inventivité et dans sa technique, un genre de Hieronymus Bosch contemporain. Né en Égypte en 1936, il avait mis du temps avant de découvrir qu'elle était sa vraie passion : la passion photographique de Mohror s'était révélée tardivement. C'était un homme discret charmant, très amateur de jolies femmes et pourtant marié à une artiste qui s'occupait de son quotidien. Le grand triomphe de Mohror fut une exposition photographique mémorable où il a montré des photographies très grand format de personnages considérables de notre société : Francis Bacon qui fut son ami, de grands écrivains cinéastes et politiciens contemporains ; la particularité de cette exposition était la réalisation de diptyques géants ; chaque personnage était coupé en deux et pas tout à fait au centre ; les deux moitiés de visage en noir et blanc gigantesques étaient un peu décalées ; ce qui conférait une expression très singulière à ce double portrait unique réalisé ; une sorte de vérité profonde en ressortait ; tous ceux qui ont vu ces tableaux photographiques en gardent un souvenir impérissable.

Au fur et à mesure de nos rencontres, j'ai appris à apprécier la délicatesse de Mohror qui voyageait beaucoup aux États-Unis et au Mexique ; puis, nous nous perdîmes de vue ; mais son œuvre est colossale, elle reste encore visible dans certains musées en France. Parallèlement à son œuvre photographique, Morhor réalise aussi des peintures sur verre en peignant derrière la face cachée d'une plaque de verre ; il s'agit de tableaux assez naïfs qui font rêver, ils sont très décoratifs, ce qui offre un contraste considérable avec ses photographies où il parvient à saisir l'intériorité des êtres humains dont il capte l'aura avec une maestria sans égal.

Jean-Baptiste Huynh

J'ai fait la connaissance de Jean-Baptiste Huynh à l'occasion de circonstances accidentelles ; c'est un très beau jeune photographe né en 1966 ; il vint me voir très inquiet, car il avait blessé sa main gauche ; il commençait à douter sur ses capacités de continuer à faire des photographies ; c'était déjà un photographe très reconnu, car il arrivait à faire des images somptueuses en grand format, extrêmement travaillées sur des sujets photographiques très divers ; son champ de recherches allait de la macrophotographie de fleurs et de pistil de fleurs jusqu'à des clichés de jeunes femmes vietnamiennes ou d'autres pays où il aimait se rendre pour placer sur la pellicule des images d'une beauté absolue renversantes de grâce et de fraîcheur !

Jean-Baptiste Huynh a déjà exposé à la Maison européenne de la photographie et aussi dans nombre de musées ; en investissant également des endroits improbables, un peu abandonnés ; on y voit des paysages de fleurs, de sourcils, de cils qui sont imprégnés d'une beauté blanche et noire : cela fait envie de voir de la beauté partout, et nous rassure sur notre capacité humaine à nous extasier devant trois petits poils noirs qui sortent du blanc, parce qu'il s'agit d'une représentation de la vie qui nous est offerte, avec une méticulosité et une précision exceptionnelle.

L'homme est à la hauteur de la qualité de son œuvre, ce qui n'est pas banal ; il passe dans le regard de Jean-Baptiste Huynh cette curiosité qui se rapproche d'un chirurgien qui va opérer des paupières pour les rajeunir et les rendre plus belles avec une cicatrice invisible : on imagine la difficulté du traitement de l'image avec les différents bains nécessaires ou les retouches numériques actuellement accessibles pour donner au banal pour tous un reflet unique de beauté somptueuse, que lui seul peut rendre avec une minutie obsessionnelle. Il fait apparaître la beauté et la grâce de façon mystérieuse et inaccessible au commun des mortels…

J'avais été très impressionné par l'exposition de ses œuvres au musée Guimet qui confrontait ses photos aux œuvres d'art asiatique du lieu ; cette confrontation avait un seul but : placer ce photographe très inhabituel au milieu de son monde asiatique de prédilection, fait de subtilité d'équilibre et d'une danse incantatoire vers le beau absolu.

Christophe Beauregard

Christophe Beauregard est un photographe français né en 1966 ; il y a une dizaine d'années, ce photographe est venu me voir pour réaliser des photos dans une salle de photographie de mon cabinet ; c'est une salle qui est peinte en bleu brillant avec des miroirs ; Christophe Beauregard avait besoin d'une ambiance particulière, car il voulait réaliser des photographies dans le style des peintures du Caravage, c'est-à-dire mettre en avant des personnages dans une lumière claire obscure ; le but était de montrer des patients qui avaient été opérés de chirurgie esthétique, mais contrairement à ce qui est fait actuellement, il s'agissait de démontrer que ces actes opératoires pouvaient être totalement invisibles, quand ils étaient photographiés avec délicatesse par un photographe ; Christophe était plus préoccupé par l'ensemble de son cadrage et des lumières que par le rendu des détails cicatriciels ; il ne souhaitait pas systématiquement montrer l'horreur des entailles ou des déformations post-opératoires répugnantes !

Ce projet fut mené à bien, lui et moi nous en sommes très fiers ainsi que les patients qui ont accepté qu'un petit livre soit tiré de cette expérience inhabituelle, en association également avec un philosophe Nicolas Thély, spécialiste d'esthétique : ce petit livre rouge sur la beauté fut publié aux éditions du Filigrane ; il est encore très consulté par les critiques d'art et de photographie, ainsi que par les photographes professionnels.

L'intérêt du travail de Christophe Beauregard en ce qui concerne notre collaboration est que je pouvais montrer ce petit livre à des patients nouveaux en leur demandant quelles étaient les opérations qu'il pensait pouvoir deviner sur chaque photographie : ce qui est extraordinaire, c'est que très peu ont réellement mis le doigt sur l'opération réalisée, ce qui montre à quel point une chirurgie esthétique bien faite devient invisible à un œil même intéressé !

Plus tard, Christophe Beauregard s'est intéressé à des portraits d'enfants et à une technique de photographie plutôt pop, il fut un contributeur de la dernière page de *Libération* pour réaliser des portraits singuliers ; ses expositions sont régulièrement visibles en France et à l'étranger ; il est également enseignant et témoigne d'un dynamisme sur lequel les années n'ont pas de prise : fraîcheur disponibilité et coup d'œil ne lui manquent pas ; j'ai aussi admiré sa série des clochards où il a utilisé des acteurs pour des mises en scène, pour éviter de montrer l'immontrable, évitant ainsi une démarche contestable de reportage outrancier.

Ces photographes ont donné des nouvelles lettres de noblesse à la pratique de leur métier en contact géant que des patients dans les salles d'opération ou dans les couloirs des hôpitaux ; par cela, ils se rapprochent des médecins qui pratiquent la photographie en chirurgie plastique ; ils partagent la recherche et la perception de la beauté, avec des idées très différentes chacun sur le beau et l'esthétique. Ils s'intéressent très peu aux techniques de chirurgie esthétique et à leurs effets sur le visage et la psychologie et sur la manière dont la chirurgie esthétique est représentée dans les médias et la culture populaire.

Leur travail et leur art consistent à rendre compte d'un moment de confrontation entre le regard du photographe et celui d'un monde plus étrange pour eux, quasi inabordable : celui de la pénétration des mains d'un chirurgien à l'intérieur d'un corps humain dont il résulte des aventures d'images qui peuvent être totalement inhabituelles, en tout cas, qui surprennent le chirurgien quand il les voit.

Chapitre 6

Chirurgie esthétique : artistique ?

Afin d'apaiser la soif de découverte de soi-même, l'artiste chemine entre dérision, illusion, fantaisie et invention créatrice où la préoccupation esthétique est révélatrice du caractère de l'artiste et les prérogatives de son art. Raquel Fonseca

Le chirurgien esthétique évite de se prendre pour un artiste.

Le seul moment où en réalité on lui demande de faire un travail de dessin précis et joli est quand il fait des études d'anatomie, donc en toute première partie de ses études lorsqu'au laboratoire de la Faculté de médecine, il doit pratiquer des dissections, et reproduire dans un cahier spécifique ce qu'il a vu et obtenu à l'aide d'un bistouri sur un sujet parfois desséché et guère encourageant.

En tout cas, c'est ce qui a été pour moi le début d'une passion pour le dessin et le regard sur les structures anatomiques ; car cette précision extrême nécessaire à la fois sur le plan visuel et par le rendu manuel ne m'a plus jamais quitté depuis. Il faut dire que, finalement, j'ai eu d'illustres prédécesseurs, puisque Léonard de Vinci est parti de la même passion, mais pour construire une œuvre autrement plus éternelle que ce que nous réalisons avec notre bistouri sur des chairs humaines, qui est destiné à une disparition progressive ou brutale.

Un regard esthétisant en salle d'opération

Le sujet de la photo en chirurgie esthétique prête à lui seul un flanc à un regard esthétisant ; de plus, il s'agit de photographies inhabituelles sur des sujets longtemps maintenus au secret dans une salle d'opération inaccessible : parfois, avant d'entamer une opération, alors que le patient est en train d'être endormi, et qu'un rituel très particulier se déroule dans une enceinte aux couleurs elles-mêmes plutôt suaves ou claires, ce regard extérieur note les disparités de couleur, les équilibres des formes, l'originalité d'un pied qui dépasse d'une couverture, les tuyaux qui vibrent et l'appareil d'anesthésie multicolore avec ses alertes et ses pompages réguliers avec un bruit de souffle en rythme avec les secondes qui passent ; on peut alors parler d'un regard esthétisé dans ce contexte particulier ; mais, quand le chirurgien a revêtu ses gants et qu'on attend de lui non pas une immobilité inactive mais au contraire une action rapide efficace et sans faille temporelle, il n'a guère le loisir de prendre en photo et de cadrer d'une façon particulière la scène qui se déroule devant lui ; cela est bien différent lorsqu'un photographe professionnel ou un cameraman de la télévision vient faire un reportage ; cela se produit actuellement très fréquemment, car les femmes d'aujourd'hui sont avides d'images et curieuses de savoir comment se passe une opération dans une salle d'opération ; malgré les séries télévisées si fréquentes qui donnent l'impression à un public mal averti qu'il pourrait lui-même être le chirurgien ou procéder à des gestes à l'intérieur du corps, il persiste un mystère à la pratique chirurgicale, mystère qui participe à une forme de magie transformatrice des corps.

Les photographes professionnels & l'art du cadrage instantané

Les photographes professionnels parviennent à faire des clichés remarquables ; ce sont eux qui possèdent une dimension artistique incontestable ; j'en veux pour preuve ma collaboration avec plusieurs de ces photographes dont le plus extraordinaire a été Touhami Ennadre, le maître du blanc et du noir que j'ai eu la chance d'avoir comme observateur et photographe au début de ma carrière.

Ce fut aussi le cas de Christophe de Beauregard, photographe nouveau style très pop, qui décida de photographier avec des éclairages très étudiés selon la façon du Caravage, des patients après l'opération ; la plupart de ces patients avaient été opérés par moi-même, ce qui rendait leur aspect extrêmement naturel : il était difficile de deviner quelle avait été l'opération pratiquée ! Surtout que Christophe de Beauregard est resté très neutre par rapport à la prise de vue ; cette approche très intéressante a pu prouver que la chirurgie esthétique n'était pas forcément celle qui se voyait aussi facilement qu'on le dit, et que le chirurgien esthétique travaille à la fois pour l'anonymat et le secret pour rester davantage dans le cœur de son patient, plutôt que devenir un objet publicitaire, un peu comme une pizza dont il faudrait faire la renommée par des étoiles sur Google Maps !

La photographie, un hobby du chirurgien plasticien ?

Certains chirurgiens qui ont la passion de la photographie font des photographies artistiques d'animaux ou des macrophotographies. Il n'est pas interdit à un chirurgien de faire des clichés artistiques et d'en faire un hobby ; je suis convaincu que beaucoup de mes collègues, à force de focaliser sur des patients pour leur photo avant après, parviennent à une grande maîtrise de leur appareil photographique et acquièrent un sens du cadrage, de la couleur, d'une façon subtile ; la notion des ombres et de la lumière font partie intégrante de l'analyse que nous faisons d'un visage avant de l'opérer ; je ne suis pas parvenu personnellement à ce niveau de compétence hors de mon métier ; par contre, il m'arrive souvent d'admirer les photos de certains de mes assistants, qu'ils ont réalisées à l'occasion de voyage ou de rencontres amicales ; leur sens du portrait réussi, du cadrage inhabituel, de la composition des plans m'a rendu presque jaloux ; manifestement, certains d'entre eux ont un réel talent de visionnaire.

De l'art de prendre une photo à celui d'exposer comme artiste

Il ne m'a pas été donné d'assister à des expositions d'un chirurgien esthétique présentant des photographies qu'il juge lui-même artistiques. Je me suis beaucoup consacré à aller à toutes les expositions artistiques un peu singulières qu'il y avait autour de moi ; je me souviens même d'avoir vu une exposition de photographies du cerveau prise par un neurochirurgien en train d'opérer à l'intérieur des boîtes crâniennes : exposition fabuleuse où l'on voyait les vaisseaux sanguins à la surface du cerveau et un ensemble de structures qui avaient un caractère extraordinairement différent de ce que l'on voit dans le réel pas si quotidien, heureusement ; cela nous reste inimaginable, sauf à pénétrer au contact du cerveau ce qui n'est pas donné à tout le monde !

On peut en rapprocher le travail du docteur Guimberteau qui a été visiter les fascias sous-cutanés, ou les vidéos sous-cutanées d'un collègue marocain, le docteur Tazi, qui avait introduit sous la peau un endoscope pour vérifier comment fonctionne l'appareil de type LPG (puissant aspirateur et malaxeur transcutané utilisé par les kinésithérapeutes pour masser les tissus par l'extérieur) ; cet appareil avait montré son efficacité en déplaçant les cellules graisseuses sous-cutanées ; on le voyait parfaitement au cours de la vidéo, à ma grande surprise... D'ailleurs, en voyant cette vidéo, cela m'a poussé à acquérir un appareil LPG donc finalement je ne me suis jamais servi, mais dont j'ai eu la preuve tangible de l'efficacité thérapeutique !

Le domaine des images sexuelles reste un tabou infranchissable

En revanche, au niveau des organes sexuels, il n'y a pas de dimension esthétique reconnue dans les photographies avant après ou, au contraire, on essaie de cacher ces attributs ou certaines parties du corps – éléments troublants, pouvant évoquer un caractère érotique ou pornographique. Le travail sur ces photos est tout sauf artistique parce qu'il faut éviter le flou lorsqu'on utilise ses clichés pour des raisons médico-chirurgicales, cadrer de la même façon les photos avant et après, obtenir le même grain de peau et les mêmes couleurs ; ce travail fastidieux peut être aidé par des programmes informatiques dédiés. Personnellement, je regrette qu'on n'utilise plus le noir et blanc – ce que je continue de faire dans certaines de mes publications Instagram –, car je trouve qu'il existe une grande beauté, une grande subtilité dans l'utilisation du noir et blanc dans les photographies avant après, notamment en matière d'étude du vieillissement du visage ou dans les opérations de type rhinoplastie ; le noir et blanc permet alors un contraste remarquable qui, à mon avis, est au moins égal, sinon supérieur à des photographies en trois dimensions, même en vidéo animée ; la puissance de ces photos noir et blanc est telle que je regrette en permanence l'explosion des couleurs dans le domaine de ces photographies avant après : elles les rendent plus banales.[1]

Des photographies poussées à l'extrême de la caricature

Tolédano Philipp est un photographe qui a essayé de faire des photographies de l'extrême en chirurgie esthétique. Cet artiste très curieux a retrouvé des patients qui ont été opérés d'une chirurgie esthétique, mais qui conservaient en fait une certaine difformité ; en demandant à ces gens de poser très sagement, il en tire une sorte de contraste intellectuel et visuel qui met plutôt mal à l'aise ; on ne peut pas dire que son travail soit une ode à la chirurgie esthétique, mais plutôt une prémisse de ce qu'on pourrait appeler une anthologie du transhumanisme, un peu à la façon de Orlan, la Papesse de la femme augmentée et diminuée en même temps ; cette dernière a en effet subi l'implantation de prothèses malaires en silicone au-dessus des arcades orbitaires et plusieurs séances de liposuccion qu'elle a mises en scène directement dans des films, considérés comme artistiques, pendant des opérations où les chirurgiens se sont prêtés sans contrainte à cette mise en scène un peu discutable.

Artiste dans l'improvisation, chirurgien dans la préparation

Bien que les chirurgiens esthétiques multiplient les photos avant après au niveau de leur site internet et dans leur cabinet, il semble qu'ils maintiennent une distance raisonnable entre l'art et leurs photos de façon à ne pas être assimilés par leur patient à un artiste qui exerce plus dans l'irrationnel et qui n'est pas fiable à 100 % dans la qualité de ses réalisations : l'imprévu est en effet une caractéristique principale du travail artistique, ce qui risque d'induire un doute

[1] Il existe des photographies et des films qui ont été faits pour des documentaires de chirurgie esthétique ou de chirurgie réparatrice, comme ceux du docteur Guimberteau concernant les tissus sous-cutanés explorer à l'aide d'une mini caméra enregistreuse, qui présente un fantastique pouvoir d'évocation artistique – les fascias: https://www.youtube.com/watch?v=8fdkG4xRVMQ&ab_channel=OAprepaphysique-Pr%C3%A9parationphysiqueetR%C3%A9athl%C3%A9tisation

psychologique chez des patients en attente d'une précision absolue chez leur chirurgien.

En conclusion, s'il peut exister chez tout chirurgien une certaine dimension artistique qui me paraît indubitable, celui-ci la camoufle autant qu'il peut pour ne pas passer pour un charlatan artistique auprès de ses patients ; mais cela ne l'empêche pas dans son for intérieur d'une dimension artiste à l'extérieur du bloc opératoire, en réalisant des œuvres d'art. En fait, pour chaque chirurgien, chaque patient opéré doit déjà être une œuvre d'art, mais le chirurgien ne se considère jamais comme un artiste ! Peut-être verrons-nous bientôt une exposition par un chirurgien qui a considéré qu'il lui fallait dévoiler son travail artistique plutôt que des photos avant/après... Cela sera le début d'une compétition intéressante dans cette profession où il existe un acharnement à la notoriété afin d'obtenir le plus possible de clients fidèles susceptibles de se faire opérer, si possible par quelqu'un de connu et de fiable.

Chapitre 7

À qui appartient son image ?

Au terme de ces quelques chapitres concernant la photographie et la chirurgie esthétique, il me semble capital en 2024 de poser cette question essentielle : quel est le droit à son image ? Sur quels critères juridiques peut-on fonder une réflexion valable dans notre société évolutive ? Il peut sembler évident que chacun a le droit le plus absolu sur son image dans une société normalement policée ; pourtant, il existe des exceptions, tels les acteurs de théâtre ou de cinéma, ou les hommes publics dont on considère que les images au cours de leur activité publique sont publiques...

Réflexions

Le chirurgien esthétique est un chirurgien de l'image, selon Rami Selinger. Du fait que nous vivons dans une société où prédomine l'image, où même le chirurgien esthétique se définit comme un chirurgien de l'image, comme l'a mentionné Selinger dans un livre publié lorsqu'il était président de la SOFCEP, notre image est en proie à une prédation permanente.

On trouvera plus bas quelques références juridiques concernant le droit à l'image qui est en ce moment une véritable spécialité en explosion dans le milieu des avocats qui s'intéressent à ce domaine si particulier : en effet le développement d'Internet à générer une explosion de l'exploitation des images ; de plus, l'intrusion de l'intelligence artificielle, qui permet de créer des images nouvelles à partir d'anciennes images dont on ne peut plus facilement retracer l'origine ni le point de départ, entraîne des dérives en ce qui concerne la multiplication des images libres de droits et totalement exonérées de tout contrôle de la part de propriétaires parfois même non avertis de l'exploitation de leur image… On a certes conscience que la législation varie en fonction des différents continents et pays, et que les mêmes règles ne s'appliquent pas aux États-Unis et au Botswana…

Mais qu'entend-on par « son image » ?

Il s'agit des images photographiques prises par un appareil photo ou un smartphone manié par un professionnel ou un amateur, voire un quidam de passage sur un boulevard fréquenté devant un café à la mode ; ces images peuvent être confondantes de vérité et d'informations que le sujet lui-même ne souhaite pas divulguer, comme un aspect de lui-même qu'il juge non satisfaisant à cet instant-là, ou parce qu'il est en compagnie de personnes dont il ne souhaite pas révéler la présence. C'est alors à son insu qu'il va apprendre qu'il a été reconnu par un logiciel de détection faciale à tel ou tel endroit, ce qui peut le compromettre car il est facilement identifiable, compte tenu déjà de toutes les images existantes du même personnage sur les réseaux sociaux ou dans des fiches administratives, qui peuvent être accessibles après des manipulations informatiques frauduleuses. Cela peut aboutir à un grand drame ou à des catastrophes, et devenir extrêmement préjudiciable.

La publication des images doit être stipulée dans le consentement mutuel.

Le chirurgien esthétique est obligé de prendre un grand nombre de photographies, comme nous l'avons vu, pour tous les cas qu'il va opérer. Photographiés sous beaucoup d'angles divers, les patients ont des raisons tout à fait justifiées de craindre de réapparaître sur la toile dans des conditions peu flatteuses ; cela peut leur porter tort et les pousser à faire des procès et des contestations exacerbées, complétées par des indemnisations financières qui sont tout sauf ridicules…

De plus, comme les chirurgiens esthétiques participent à de nombreux congrès, il y a de grandes chances que leur image apparaisse quelque part sur un écran aussi bien à Istanbul qu'à Johannesburg, à l'île Maurice qu'à Uppsala…

C'est pourquoi il y a des règles très importantes pour les publications scientifiques et les congrès concernant la publication des photographies de patients.

1) Seules les parties nécessaires à l'exposé doivent être montrées.

2) Le patient doit signer une charte où il accepte que l'image de son cas soit montrée en public ; il a le droit absolu de le refuser, et cela doit être mentionné en toutes lettres dans le consentement mutuel qui lui est remis obligatoirement avant chaque opération. Cette option est stipulée en toutes lettres et doit impérativement être respectée quelles que soient les conditions ou les circonstances où le chirurgien veut faire preuve de son habileté, en montrant frauduleusement des cas de patients qui refusent qu'on parle d'eux…

3) Interdiction de publier les clichés reconnaissables sur les réseaux sociaux, sauf si les patients ont accepté expressément de figurer en tant que cas opéré qui souhaite témoigner.

4) Les yeux doivent être masqués pour diminuer la reconnaissance du patient ; tous les organes intimes sont cachés afin de ne pas figurer comme image pornographique sous l'œil inexorable des robots qui examinent toutes les configurations proposées.

En expliquant ainsi ce qui se passe dans le recueil quotidien et la publication des photographies prises par un médecin, nous avons bien conscience qu'en tant que chirurgien esthétique nous jouons avec le feu : car, malgré tout, une reconnaissance faciale ou corporelle reste possible dans l'absolu, à l'heure où il existe des techniques de reconnaissance faciale corporelle hypersophistiquées que nul être humain ne peut maîtriser avec ses yeux ou ses mains ; des algorithmes informatiques qui ne laissent rien passer peuvent identifier des images ou des identités en partant simplement des fragments d'image !

Le droit à l'image reste un problème très complexe à résoudre en matière de relation entre le chirurgien et le patient

On ne peut pas comparer le droit de la presse et des photographes professionnels, pas vraiment des paparazzi, mais des photographes accrédités qui font des photographies dans la foule, ou des prises de vue télévisées au cours de manifestations diverses, avec l'activité très ponctuelle des chirurgiens esthétiques, dont l'activité est beaucoup plus limitée et moins discutable puisque le patient se soumet à la photo avant l'opération.

Mais, de la même façon qu'il existe une limite au photographe professionnel de ne pas divulguer le visage de passants anonymes au cours d'une manifestation, le chirurgien esthétique se doit d'être d'une grande modération et avoir une angoisse permanente de ne pas divulguer des images qui pourraient nuire à son propriétaire et détruire la confiance que celui-ci a mise en lui avant de se faire opérer, en acceptant d'être photographié pour comparer des résultats avant après.

Arrêts juridiques

Les arrêts juridiques concernant le droit à l'image (accessibles par Internet) :
1 Arrêt Handyside c. Royaume-Uni (1976) - Cour européenne des droits de l'homme (CEDH) : cet arrêt a confirmé que le droit à la vie privée, y compris le droit à l'image, est protégé par l'article 8 de la Convention européenne des droits de l'homme. Il a souligné que l'utilisation de l'image d'une personne sans son consentement peut constituer une violation de son droit à la vie privée.
2 Directive européenne 95/46/CE sur la protection des données personnelles (1995) : cette directive européenne a établi des principes de protection des données personnelles, y compris l'image d'une personne. Elle a affirmé le droit des individus à contrôler la collecte, le traitement et la diffusion de leurs données personnelles, y compris leur image.
3 Arrêt de la Cour de justice de l'Union européenne (CJUE) Google Spain c. AEPD (2014) : cet arrêt a reconnu le droit des individus à demander la suppression de résultats de recherche liés à leur nom si ces informations sont inexactes, inadéquates, non pertinentes ou excessives. Il a affirmé que le droit à la vie privée et à la protection des données personnelles peut primer sur le droit à l'information dans certains cas.
4 Règlement général sur la protection des données (RGPD) de l'Union européenne (2018) : ce règlement renforce la protection des données personnelles, y compris l'image d'une personne. Il établit des règles strictes sur la collecte, le traitement et la conservation des données personnelles, donnant aux individus un contrôle accru sur l'utilisation de leur image.
5 Convention internationale des Nations Unies relative aux droits de l'enfant (1989) : bien que cette convention se concentre principalement sur les droits des enfants, elle reconnaît également le droit de chaque individu, y compris les enfants, à la protection de leur

vie privée, de leur honneur et de leur réputation, y compris leur image.

6 Rapport d'Alexandre Blondieau, Avocat à la Cour, sur une affaire récente de droit à l'image : *Droit à l'image et droit à la vie privée : la société d'un chirurgien esthétique condamnée.* Par une ordonnance de référé du 8 octobre 2014, la société d'un chirurgien esthétique est condamnée pour atteinte à la vie privée et à l'image d'une patiente, le chirurgien ayant diffusé sans autorisation sur son site internet des photographies d'une patiente avant et après un lifting. Une patiente fait appel à un chirurgien parisien pour un lifting facial. Celui-ci réalise l'opération avec succès, la patiente est satisfaite. De façon classique, le médecin avait photographié sa patiente avant l'opération et après celle-ci afin de constater l'amélioration physique. Un an et demi après l'opération, la patiente apprend par une amie que le chirurgien exploite ses photographies sans son autorisation sur son site internet pour vanter les mérites du lifting. On pouvait y lire : « Le lifting reste une des interventions les plus spectaculaires de la chirurgie esthétique grâce à l'apport des techniques modernes ». Pour illustrer cette accroche, le site montrait la patiente de face et de profil sur deux clichés « avant » et deux clichés « après » l'opération. Les yeux de l'intéressée étaient très légèrement floutés mais elle restait parfaitement reconnaissable. Stupéfaite et se sentant trahie, la patiente tente de joindre le médecin indélicat, mais celui-ci ne la rappelle pas. Elle saisit donc le juge par une action en référé d'heure à heure pour atteinte à son droit à l'image et à son droit à la vie privée sur le fondement de l'article 9 du Code civil. Dans une ordonnance du 8 octobre 2014, le juge des référés de la 17ème Chambre du TGI de Paris condamne le chirurgien pour atteinte à la vie privée et atteinte au droit à l'image. L'atteinte à la vie privée résulte « de la divulgation du fait que (la patiente) a subi une opération de chirurgie esthétique. Il s'agit évidemment d'un choix très intime, traduisant qu'elle était préoccupée par son apparence. Il faut rappeler que cette opération est réprouvée par une partie de la population ». La société du chirurgien est condamnée à verser à sa patiente une provision de 7.500 euros de dommages et intérêts à valoir sur la réparation de son préjudice moral. Il ressort de cette jurisprudence très parcellaire que le droit à l'image est un droit absolu de la personne ; nul ne peut se targuer de passer outre, quel qu'en soit le motif, et quel qu'en soit le métier de celui qui a connaissance de l'image d'une personne inconnue de lui.

Le chirurgien esthétique est donc tenu au secret professionnel absolu ; seules les autorités supérieures de l'État peuvent éventuellement prendre connaissance par dérogation et sur ordre d'un magistrat des éléments qui pourraient constituer des preuves irréfutables dans un dossier sensible, et ainsi demander à connaître la photo et le nom de son propriétaire d'un individu mis en cause par la justice.

Chapitre 8

La photo est-elle le patient ?

L'art du médecin c'est un art qui travaille l'apparence en même temps qu'il touche les profondeurs. Raquel Fonseca

La photo est-elle le patient ?

Le sens de cette question signifie que le patient regardant sa photo peut avoir un doute sur la représentation réaliste de son apparence, il s'imagine d'une part que la photo qu'il voit n'est pas vraiment lui, et d'autre part qu'elle n'est pas sincère mais même déformante !

Ce doute lui vient non seulement parce que ce n'est pas lui qui a pris la photo, mais aussi parce que le personnage dont il aperçoit les contours et qui est censé être lui est vu inversé comme dans un miroir déformant. La photo saisit un instant infinitésimal de son existence : le patient ne reconnaît donc ni ses expressions ni son attitude habituelle quand il se regarde dans un miroir ou quand il est face à quelqu'un d'autre.

Ce n'est pas la technique de la photo qui est en cause ! En effet nous avons constaté que même avec un équipement photographique d'une très grande qualité entre les objectifs de l'appareil et les éclairages, la réaction fréquente des patients est de dire « je ne suis pas moi sur cette photo, je ne me reconnais pas. » On pourrait penser qu'avec un meilleur appareillage photographique plusieurs séquences prises les unes après les autres ou une vidéo qui suivrait l'individu pendant quelques minutes, cet obstacle de non-reconnaissance serait surmonté. Or, en pratique, il n'en est rien : le patient a de lui-même une idée bien déterminée ; d'abord, il veut se plaire, il désire que cette photographie puisse être utilisée à d'autres fins que simplement être un témoignage instantané d'une apparence devant servir un acte opératoire ; il a envie que cette photo – même si elle a ce but avoué d'un témoignage d'existence destinée à une utilisation professionnelle et non pas ludique – reflète ce qu'il appelle sa « vraie personnalité ». Du coup, toute impression de vieillissement, d'anomalie des traits, d'asymétrie manifeste qui n'avait jamais été remarquée par le patient, entraîne immédiatement un rejet ; lorsque le chirurgien veut travailler sur ces photos, pour expliquer une intervention chirurgicale au patient décontenancé, celui-ci va nier la réalité de son apparence et donc le morphing qui est envisagé sera réduit à un exercice futile et sans lendemain. C'est dire l'importance fondamentale de la véracité photographique qui doit être proposée à un patient lorsqu'on le prend en tant que figure centrale dans l'image : dans notre société, la construction de l'identité individuelle est fondamentale ; elle se fait maintenant autant par l'image que par l'existence.

Ce sont d'ailleurs plus les femmes que les hommes qui font des albums photos depuis leur jeunesse jusqu'à leur âge avancé ; les hommes sont moins préoccupés par ces changements ; mais néanmoins, si leurs parents ont fait des photos d'eux quand ils étaient jeunes, ces documents leur sont très précieux ; en même temps aussi touchants qu'ils soient, les patients gardent précieusement pour la plupart d'entre eux ces images de leur jeunesse, en même temps que les photographies de famille notamment, celles des parents, des frères et des sœurs, des fêtes auxquels ils ont participé, et des moments forts de leur existence.

On peut dire que la relation entre l'image photographique d'une personne et sa perception de soi ne sont pas du tout superposables dans la grande majorité des cas, lorsque le chirurgien plasticien esthétique pratique ses photos, ou lorsque les clichés sont pratiqués par des photographes professionnels. Or ceux-ci ont l'avantage d'être plus crédibles par les patients, car ils sont censés être des professionnels de la prise de vue ; je n'ai jamais entendu un patient se plaindre du prix des photos qui étaient faites par des photographes professionnels auxquelles j'ai envoyé mes patients ; d'autant que certains photographes professionnels savaient comment tirer les clichés en noir et blanc argentique pour les inverser et offrir aux patients une vision beaucoup plus réaliste d'eux-mêmes, ce qui aide grandement à la reconnaissance de soi par des patients dubitatifs.

Une photographie, reflet de la réalité du patient

Cela pose la question de moyens techniques pour capturer la réalité d'un patient qui est en train d'être photographié.

Il faudrait dans l'idéal que le patient soit tranquille, ni énervé ni agité, qu'il accepte de se conformer à la demande d'avoir un regard neutre ou parfois d'arborer des expressions qui peuvent être importantes pour la chirurgie telle que de froncer le front, les sourcils, de plisser les yeux, ou de sourire suffisamment longtemps pour que la photographie puisse être faite ; en général, nous ne faisons pas une série de photos automatiques pour en choisir une particulière ; nous nous limitons à deux ou trois photographies de façon à gagner du temps : nous n'avons pas cette capacité de reconnaître quelle est la personnalité du sujet en train d'être photographié, ni comment la traduire ou la mettre en scène.

Même si le patient accepte et ne bouge pas, et que la photo numérique immédiate lui est présentée, il va en général avoir une attitude très critique et très contestataire concernant son apparence et son expression ; en fait, il trouvera toujours des défauts à son apparence, mais aussi à la photographie par extension.

Cela n'est pas sans poser quelques problèmes dans les rapports entre le chirurgien et le patient, surtout qu'il s'agit parfois d'utiliser une de ses photos pour faire une simulation de chirurgie possible, par exemple quand il s'agit d'une rhinoplastie ou d'une profiloplastie.

C'est encore plus flagrant quand il s'agit d'une photographie destinée à marquer le moment du vieillissement constaté pendant la consultation ; dans l'immense majorité des cas, les patients ne se voient pas aussi vieux que sur la photo ; ils vont incriminer une mauvaise lumière, un défaut d'attitude, un décalage positionnel du photographe, bref le patient cherche une échappatoire pour ne pas se trouver aussi laid ou aussi vieux que la photo le démontre…

Le niveau d'objectivité d'une photographie instantanée

En réalité, la photo ne truque pas et ne triche pas ; si on admet qu'on ne va pas utiliser des éclairages extrêmes, qu'on ne va pas utiliser des focales fantaisistes ou déformantes, les résultats sont relativement honnêtes ; le chirurgien qui regarde la photographie qu'il vient de faire reconnaît bien le patient ; il peut préciser les défauts qu'il voit objectivement sur le patient, alors que celui-ci va accuser la photo de le déformer et de faire naître des défauts qu'il dit ne pas présenter en réalité !

Par chance, parfois les patients sont accompagnés par un membre de leur famille ou un ami, et c'est lui qui nous aidera en disant : « Mais je te reconnais bien c'est bien comme ça que je te vois », ce qui a aussi le don d'énerver profondément le patient… Il faut donc insister et avec une certaine douceur faire comprendre patient que la photographie témoigne d'une réalité objective, qu'elle n'est pas faite pour embellir puisque ce sont des photos d'études, et que ce ne sont pas des photos à envoyer sur les réseaux sociaux pour avoir un succès de masse et de followers…

La photo permet aussi une prise de conscience

Heureusement, dans un grand nombre de cas, les photographies vont constituer une base de reconnaissance pour le patient, même si, au début, il doute un peu de la réalité de son apparence ; ce doute surgit parce qu'il n'existe pas une coexistence d'image entre ce qu'il voit et ce qu'il pense de lui-même ; dans son esprit, les images photo et l'auto-perception ne sont pas superposables.

Parfois, ce sont des patients qui vont nous montrer sur leur smartphone des photographies d'eux-mêmes ou dans leur famille pour nous éclairer ; ce sont ces photos-là, en général quand les patients sont bien plus jeunes et que le temps ne les a pas encore fissurés, qui leur plaisent ; ils les conservent précieusement, car elles sont celles où ils se reconnaissent et où ils s'aiment bien.

Le fait de faire défiler les photographies depuis le plus jeune âge d'un patient par des tranches de 10 années de vie peut aussi aider à une prise de conscience des modifications qui se sont produites au niveau du visage et du corps ; cette méthode d'appréciation de son image me paraît bien préférable à celle d'affirmer brutalement à un patient « mais si vous êtes comme cela. »

Propriétaire de la photo, mais insatisfait

Même si les patients ne se reconnaissent pas sur les clichés qui sont pratiqués, ils sont quand même extrêmement prudents quant à l'usage potentiel de ces photographies ; un certain nombre d'entre eux va être d'accord pour que le chirurgien puisse les présenter à des congrès professionnels médicaux ; assez peu acceptent que ces photos soient publiées sur les réseaux sociaux, y compris sur les Instagram des médecins ; il faut pour cela une complicité très particulière et une empathie propre à certains médecins pour parvenir à arracher une autorisation de publication sur les réseaux sociaux ; c'est au moins aussi difficile que de demander aux patients de nous attribuer des étoiles sur les fiches Google business – nous sommes maintenant notés comme des pizzas ou des restaurants que l'on peut recommander ou au contraire détester.

Si, par malheur, la patiente refuse la publication de ces images et qu'une bonne amie lui dit qu'elle l'a vue sur un réseau social ou même dans une publication scientifique, cela provoque un coup de tonnerre et de fureur, comme cela m'est arrivé : des photos publiées dans des articles scientifiques ont fini dans des revues où je ne pensais pas que ces images atterrissaient. Chaque patiente a de bons amis qui rapportent avec l'air narquois : « Je t'ai vu en photo, je t'ai reconnu. On ne te voit pas en entier, les photos ont le visage flouté, mais moi, la bonne amie, je t'ai parfaitement reconnu… » La patiente concernée a immédiatement appelé le cabinet où je travaille : j'ai dû m'excuser bien bas en reconnaissant les faits, en lui signalant qu'elle avait implicitement accepté une publication scientifique et signé le consentement mutuel où c'était précisé ; et j'ai immédiatement fait supprimer ces photographies de tous les réseaux sociaux où ils auraient pu parvenir…

D'ailleurs, je comprends parfaitement la colère des patients qui ont leur photographie ainsi exposée, surtout que, s'il s'agit d'images avant/après, c'est leur dignité et leur secret qui sont trahis ! Mais la démonstration des cas opérés pour trouver une théorie médicale ou chirurgicale est néanmoins indispensable pour faire avancer la science en tant qu'expérience vécue et analysée d'une façon objective et professionnelle.

Photos en chirurgie, photos artistiques, photos de reportage

Il est donc clair que ces photos n'ont rien à voir avec des clichés artistiques ou de reportage ; chaque profession a son éthique particulière qui régit la prise de vue : modèle pour photographe, modèle pour atelier d'art où elle pose nue, mais pas modèle pour le chirurgien esthétique ; il s'agit d'un ou d'une patiente qui a droit à notre respect et à la confidentialité absolue.

Cela rend le travail du chirurgien très difficile s'il veut se rapprocher d'un artiste exposant des photographies dans un but autre que de montrer simplement la réalité ; j'ai pris conscience de ce fait en feuilletant le livre de Raquel Fonseca qui a essayé de montrer des photographies peropératoires prises au bloc opératoire sur des patientes en train d'être opérées, mais qu'on ne reconnaissait absolument pas ; la dimension esthétique de ces photographies est alors en première ligne et à la fois comporte un élément de véracité incontestable et, en même temps, n'implique pas la reconnaissance de l'objet ou de la personne photo par le sujet lui-même.

Des photos évolutives tout du long de la vie du patient

Certains patients que j'ai été amené à opérer à plusieurs reprises ont conservé les photographies préopératoires qui leur avaient été remises ; ils n'ont pas exigé les photographies post-opératoires puisqu'ils se voyaient directement dans le miroir et qu'ils pouvaient constater les différences évidentes de leur situation à l'issue de l'intervention et longtemps après.

Le hasard et la destinée ont fait qu'un certain nombre de ces patients ont conservé ces clichés et qu'en revenant me consulter pour des liftings réalisés tous les 12 ou 15 ans, ou pour des changements de prothèses mammaires, ils pouvaient aligner les différentes photos préopératoires qui leur racontaient leur propre histoire. Grâce à ces photos, le patient pouvait prendre une meilleure conscience de l'évolution de son cas ; cela a été une source de motivation positive pour continuer à se faire opérer et progresser dans la reconquête de son corps.

Des photos révélatrices qui en disent long

Il est arrivé aussi qu'un certain nombre de patients décident de se faire opérer en voyant leur photographie ; ils nous disent qu'en se regardant dans le miroir ils n'ont pas conscience des dégradations que montre la photographie qu'ils regardent avec nous au moment où nous l'avons prise. La photographie sert en quelque sorte de révélateur de leur apparence avec plus de force que la constatation de leur image dans leur miroir.

Parfois, ils nous disent même que nous exagérons avec les photographies pratiquées qui, à leur avis, augmentent les déformations et soulignent les signes de vieillissement ; après ce court épisode de révolte, ils analysent avec beaucoup d'attention et de minutie les photographies qu'on leur donne ; et cela peut devenir un argument qui les précipite vers une demande de chirurgie esthétique et réparatrice.

Finalement, on peut dire que la photographie n'est pas le patient ; la photographie est une approche de l'apparence du patient à un moment donné, l'image que le patient peut contester avec virulence dans certains cas ; mais, après un certain temps d'adaptation, il doit se rendre à l'évidence : le diagnostic permis par la photographie qui est faite d'une façon professionnelle et sans vouloir exagérer les défauts témoigne réellement d'une dégradation de l'état physique ; cette altération peut être totalement minime, elle peut être niée ; mais, au bout d'un certain temps, les patients réalisent que cette photo a une valeur importante : elle est comme une radiographie du temps qui passe inexorablement.

Dans cet esprit, la pratique de la photographie par un professionnel qui travaille avec le chirurgien ou par le chirurgien lui-même est une nécessité absolue pour trois raisons :

1) faire prendre conscience au patient de la réalité de son état ;

2) authentifier un point de départ avant une opération réparatrice ou esthétique ;

3) servir de réconfort si la cicatrisation est longue et le résultat lent à se manifester. En regardant à nouveau les photos préopératoires, le patient mesure déjà le chemin parcouru et admet qu'il y a déjà une

amélioration même si elle n'est pas encore parfaite ou aussi complète qu'attendu.

Chapitre 9

Respect de la dignité de la personne humaine
en photographie

La dignité humaine, une valeur en péril !

Ce livre est écrit pendant la guerre entre la Russie et l'Ukraine : l'agression dont sont victimes les Ukrainiens a été considérée comme des crimes de guerre dans certains endroits où, de part et d'autre d'ailleurs, la cruauté a supplanté les règles déjà horribles d'un conflit armé inattendu au XXIème siècle.

Toutes les exactions perpétrées de part et d'autre ne font que se rajouter aux misères du monde en Éthiopie, en Somalie, et dans des centaines d'endroits de par le monde où l'homme est moins précieux que le puits de pétrole, l'enfant a moins de valeur qu'une montre de collection, et où la femme, bien qu'elle commence à être reconnue en tant qu'être humain à part entière, continue d'assurer la majeure partie des travaux ménagers… La dignité humaine au XXIème siècle n'a pas fait les progrès fulgurants qu'on aurait pu croire eu égard à la Déclaration universelle des droits de l'homme en 1789 ;

En matière de droits d'image, il reste aussi beaucoup à faire ; on parle beaucoup des contrats qui lient les artistes à leur manager et aux règles juridiques qui conditionnent la publication des images des patients par les chirurgiens ; la propriété de son image est un droit fondamental ; mais il est constamment balayé par la multiplication des échanges sur Internet ; les réseaux sociaux sont des fleuves qui charrient des milliards d'informations confidentielles ; il suffit d'être un peu technicien informatique pour pouvoir les pêcher à loisir.

Le photographe éthique

Elle a toujours voulu dénoncer les crimes sociaux et les attentats à la dignité humaine.

C'est une très grande acquisition de l'humanité que les photographies qui sont nées au XIXème siècle puissent servir de témoignage irréfutable des crimes et des délits commis par les individus, les gouvernements, les sociétés ; c'est la meilleure défense de la dignité humaine grâce au témoignage de professionnels courageux qui ont pris tous les risques pour illustrer des faits indiscutables sur des clichés non truqués ; certains y ont laissé leur vie...

Toutefois la possibilité de modifier des photos, de les manipuler grâce à l'intelligence artificielle et de leur faire dire des fausses vérités représente un risque incontestable, une possibilité de trahir la nature humaine et d'attenter gravement à ce qui fait la part de connaissance et de vérité de la dignité humaine qui nous incombe en tant qu'être humain solidaire.

Le respect de la dignité humaine par la communication de la vérité des faits, et non pas celle de la fabrication d'images de synthèse trompeuses, qui peuvent avoir un air effroyablement réaliste et déstabilisant, devrait être un des fondements de notre société humaine, autant que l'interdiction de l'esclavage ou le respect des femmes et de la féminité.

Des images scabreuses & choquantes & la chirurgie esthétique

La nouvelle visibilité proposée par des artistes actuels oblige nos regards à faire face à l'inesthétique au sein du régime esthétique. Raquel Fonseca

Il existe, de toute évidence, des images violentes actuellement très répondues, et très véridiques, d'un réalisme cru et violent, images que l'on peut retrouver dans des vidéos ou dans des reportages qui se situent dans les territoires obscurs de la pornographie ou des attentats terroristes ou liés à la manipulation des images pour terroriser une population. Ces malversations ont aussi un but politique, par exemple, de faire voter une population dans un sens qui n'est pas celui qui aurait été adopté sans la perversion politique, qui s'exprime encore d'une façon trop fréquente dans les sociétés même dites comme extrêmement civilisées. Par exemple, les manipulations de l'esprit des votants en France ou aux États-Unis par des activistes russes qui manipulent les données informatiques et les images qui sont transmises afin de tromper des populations trop crédules.

Dans le domaine de la chirurgie, la manipulation des esprits est également visible, soit dans les émissions de téléréalité – des opérations sont filmées en direct et retransmises sur les réseaux sociaux –, soit des images volées pendant une intervention sanglante, destinées à faire peur ou à faire le buzz ; car tel est le règne actuel des médias qui, pour faire de l'audience, ont besoin de choquer plutôt que de distraire, de faire peur plutôt que d'informer.

On a pu prendre conscience au cours des siècles écoulés, de la force des images peintes et pas seulement des photographies, quand on examine les représentations de l'enfer dans la peinture de Hieronymus Bosch ou de ses suiveurs. La notion même d'enfer dans une société religieuse a contribué à un imaginaire terrifiant, qui, après les images dessinées ou peintes, a continué d'exister sous forme de photos prises à la volée : photos réellement dérobées pendant les pratiques sexuelles dépravées mises à la disposition d'une sorte de congrégation pernicieuse qui avait besoin de franchir ses interdits pour se régaler secrètement de ces visualisations terrifiantes.

Il ne faut pas omettre à l'inverse les photos qui ont témoigné de l'horreur de la Shoah et des manipulations des images qu'il y a eu à cette époque : entre le contraste des photographies prises par les bourreaux pour montrer que tout était normal dans les camps de concentration, et les rares témoignages réalistes qui démontraient ce qui fut une horreur absolue dans la dégradation de la personne humaine : réduits à l'état de larves rampantes et à peine pensantes, quelques prisonniers ont survécu et pu témoigner à la fois oralement, mais aussi par ces photographies et des dessins qu'ils ont réalisés dans les camps, de la vérité noire que les nazis voulaient absolument dissimuler à tout jamais..

L'authenticité supposée des images photographiques

C'est la grandeur inouïe des photographes que de pouvoir justifier de la réalité objective du monde sur les clichés qu'ils prennent. Pour garantir leur authenticité, ils prennent des risques considérables ; chaque année, il y a des dizaines de photographes qui meurent au cours des guerres qui ne s'arrêtent jamais dans le monde brutal où nous vivons.

Aussi l'authenticité des photographies que nous prenons, en tant que chirurgiens, doit aussi servir de garantie pour le patient qu'il n'y a pas un détournement de leur image ni de leur apparence ; qu'il n'y a pas une exagération des défauts présents, et que les chirurgiens sont animés par un souci d'objectivité pour constater, expliquer, documenter ; ce n'est pas l'appât du gain qui leur ferait faire des clichés où les ombres et les lumières sont tellement dramatiques que les sujets se précipitent vers une opération, tant ils sont effrayés par leur apparence et leur délabrement majoré artificiellement.

La photographie médicale, aide à l'information du patient

Si l'on prend en compte le respect absolu de la dignité du patient au cours de la prise de photographie médicale, il n'y a aucun problème ni crainte à avoir pour la suite des événements ; actuellement, il est plus facile de disposer de ces photographies en numérique, encore faut-il avoir une imprimante pour pouvoir les sortir dans un format suffisant afin d'en discuter avec les patients ; autrefois, le processus était beaucoup plus complexe car il fallait adresser les photographies pour tirage et agrandissement auprès de laboratoires photographiques extérieur, sauf dans le cadre béni de l'Assistance publique où tout le processus était fait par des photographes appointés par l'établissement.

Il y a trois considérations importantes à respecter pour ne pas enfreindre l'attente et la dignité du patient photographié :

1) respecter sa pudeur et obtenir son accord si, pour les besoins du service, il faut faire des photographies dénudées ;

2) pratiquer les photographies dans une zone où il n'y a pas de passage de tiers pour éviter tout dévoilement du sujet en train d'être photographié ;

3) obtenir un accord écrit du patient pour avoir le droit de diffuser ces photographies ou de les utiliser même pour des raisons scientifiques.

En respectant ces principes il est rare d'avoir des problèmes, mais cela peut quand même arriver parce que certains patients réagissent plus lentement ou en deux temps ; certains vont même exiger d'obtenir les négatifs pour être certains que les photographies ne seront pas disponibles dans un quelconque archivage sauvage mal contrôlé.

Photographies que le patient se fait de lui-même & les selfies

Les photographies que le patient peut se prendre de lui-même sont en général de qualité médiocre par rapport à l'exploitation que nous devons en faire en exerçant notre activité chirurgicale ; néanmoins, elles peuvent servir de base de départ et de comparaison ; il est plutôt bénéfique pour le patient de penser à faire des photographies de son cas avant d'être opéré, puis après dans le suivi, jour après jour ; certains patients nous montrent cette évolution très fiers d'avoir pris des photos à la même heure avec le même éclairage, pour nous expliquer comment leur cas particulier avait évolué ; cela est à prendre en considération, car cela participe d'un désir de collaborer avec nous pour une meilleure guérison : le patient ressent une pulsion d'association dans la gestion des soins postopératoires, et un désir de documenter son évolution personnelle pour lui-même pour sa famille et aussi pour nous.

Mais, en règle générale, ces photographies sont inutilisables pour des publications scientifiques.

Chapitre 10

La photo sans-art

La photo sans-art

Ce concept important de « sans-art » a été initié par François Soulages dès les années 1980 et intégré à son esthétique dans son *Esthétique de la photographie* (1998)[2].

Sans vouloir piller son idée, il me semble que la pratique de la photographie par le chirurgien esthétique est réellement une pratique « sans art » ! En effet, il faut que la photo soit réussie ; elle doit permettre d'apporter les renseignements utiles pour une opération sans effet de lumière exagérée ni recherche d'aucune photogénie à la façon de Raquel Fonseca. C'est donc une photo très neutre, ne présentant guère d'intérêt pour les patients, mais que nous lui remettons quand même à l'issue de la séance photographique afin qu'il dispose des documents dont nous nous servirons nous-mêmes pendant l'opération.

Cette photo sans apprêt pourrait être perçue de façon négative si on la transformait en œuvre d'art destinée à appâter le sujet ou à mettre en valeur des ombres et des lumières qui ne témoigneraient plus de l'état brut de surfaces et de volumes de nos photographiés, éléments constitutifs qu'il s'agit de relever ou de modifier, comme s'il s'agissait d'un relevé topographique sur une carte dont on ne peut

---

[2] François Soulages, *Esthétique de la photographie* (1998), Paris, Armand Colin, 2e édition 2024. Lire aussi *L'Art sans art d'Henri Cartier-Bresson* Jean-Pierre Montier, 2007.

dire qu'elle est belle ; elle doit surtout être précise, permettre de déterminer les différences de symétrie gauche droite et l'intensité des dégâts cutanés ou des anomalies de profil du visage, ou encore des volumes déformant le corps par des excédents localisés dont il faudra étudier l'évolution après les opérations de réduction ou de liposuccion

C'est donc bien de « photos sans art » dont il s'agit, exactement selon la terminologie de François Soulages.

Une jolie photo remise au patient

Du fait que ces photos sont pratiquées sans apprêt, il m'est apparu utile de faire une dernière photographie chez certains des patients pour pouvoir la lui remettre afin qu'il possède une image un peu plus flatteuse de lui-même ; par exemple, assis dans un fauteuil la main posée sous son menton, ou un poing fermé, ou encore avec une petite inclinaison du corps et du visage ; et une lumière plus douce et un peu latérale est utilisée pour augmenter le relief et faire ressortir la personnalité du sujet.

J'avoue que ces photos sont d'ailleurs rarement réussies car je ne suis pas le prince des photographes d'art !

Mais la petite différence qu'il y a entre cette photo et le jeu de photos précédentes destinées à réaliser une étude du patient avant l'opération, entraîne souvent un certain plaisir au patient ; cette photo-là, il ne la jettera pas plus tard, comme les autres qu'il a envie d'oublier, parce qu'elles vont représenter son passé et qu'elles auront été gommées par l'opération chirurgicale, du moins si celle-ci est bien réussie.

Chapitre 11

La médiatisation
grâce aux photos & aux vidéos

L'accès privilégié aux médias s'effectue de nos jours grâce aux photographies et aux vidéos notamment par le biais de YouTube, leader mondial de la publication des vidéos privées et professionnelles, véritable encyclopédie du vivant des images animées que l'on peut retrouver sur la toile mondiale.

Une image photographique très retouchée

Ce qui frappe dans un premier temps dans une étude critique de ce système de médiatisation, c'est l'importance de la retouche numérique qui est utilisée. Altérations diverses du visage parfois pour l'embellir, parfois aussi pour le singulariser et le rendre étrange et différent ; altération du corps avec possibilité de multiplier les membres, de les allonger ou de les raccourcir ; altération des attitudes avec la possibilité de modifier la stature et le maintien devant la caméra, ce qui confère une très grande liberté de création à l'auteur ; mais, en conséquence, cela enlève du naturel à celui qui est pris en photo, il sert en fait d'objet sans vertu narcissique, mais comme substrat à des modifications que le photographe ou cinéaste pourra exploiter pour son propre bénéfice !

Les spécialistes sociologues et autres analystes discutent d'un changement du paradigme de la mode qui plaît ou qui déplaît : corps aminci ou corps obésifié, visage creusé ou exploitation du chérubinisme enfantin, toutes ces marques portent leur message singulier quand il s'agit de frapper l'inconscient de celui qui regarde.

La situation en France est particulière ; les économistes ont relevé que la demande en produits de beauté destinés à améliorer son apparence était en France presque égale à la somme des dépenses additionnées dans tous les autres pays principaux de l'Europe…

Le triomphe du prêt-à-porter & du prêt-à-penser

Un autre élément fondamental a été l'invention de la liposuccion par Yves Gérard Illouz en 1978. La conséquence du meilleur contrôle pondéral ainsi obtenu a consacré le triomphe de la mode à bas prix et du prêt-à-porter : enfiler des jeans serrés est devenu ainsi un but dans la vie quotidienne de nombreuses jeunes femmes qui, autrefois, erraient d'un magasin à l'autre pour trouver une tenue qu'il ne fallait pas retoucher par un tailleur, ce qui augmentait notablement le prix de l'achat.

Enfin, la course au jeunisme bat son plein : combat pour une retraite avant 64 ans pour mieux profiter de la vie et plus longtemps, multiplicité des injections au niveau du visage pour dérider avec le botox et combler les sillons avec l'acide hyaluronique !

De ce fait, les seniors mis sur la touche dans leur travail sont de nouveau mis en course pour les épreuves de sélection sentimentale et les changements de statuts matrimoniaux... Puisqu'il existe aussi des drogues efficaces qui garantissent une érection impressionnante et malheureusement proclamée par les adeptes d'une sexualité beaucoup plus prolongée qu'autrefois.

On assiste enfin à une révolution de la pensée : le monopole des émissions télé et la puissance de YouTube façonnent les esprits à la façon d'un Blue Jeans mental serré, un véritable prêt-à-penser, délétère et réducteur…

L'aspect naturel fait place au surnaturel & même au bionique !

Le combat pour rester naturel au niveau de son corps et de son visage est l'apanage principal des individus qui gardent une fibre écologique profonde ; le fait que le botox et l'acide hyaluronique soient des produits naturels fait que leur utilisation ne paraît pas stupide à ceux qui veulent vivre selon les lois de la nature.

Mais une autre tendance se produit progressivement dans la société ; amélioration du sens de la vue et l'ouïe par des appareillages sophistiqués et miniaturisés.

Transformation de la forme du visage et du corps par des implants telles des prothèses internes de nez, d'oreille ou des seins, prothèses diverses métalliques des hanches des genoux des chevilles ou des épaules ; on parle même sous l'influence d'Elon Musk d'implants cérébraux pour améliorer nos performances mnémoniques ou pour une correspondance quasi télépathique avec les autres humains, voire aussi avec les machines à intelligence artificielle qui délivrent quasiment instantanément les bases de connaissances stockées de l'humanité en peine de mémoire.

Vers la transhumanité ?

La nouvelle visibilité proposée par des artistes actuels oblige nos regards à faire face à l'inesthétique au sein du régime esthétique. Raquel Fonseca

Certains êtres humains commencent aussi à porter des antennes, des excroissances ou des piercings – au travers du nez des lèvres, des oreilles – qui leur confèrent un aspect extraterrestre. L'instigatrice de cette tendance, la célèbre transformiste Orlan a initié cette démarche qu'elle n'a pas récusée avec les années, bien au contraire.

La beauté peut parfois être concurrencée par la laideur mondiale dont a parlé le sociologue Pierre Abramovici, dans un article important du livre de la SOFCEP *Chirurgien dans un monde qui opère l'image* publié en 2011 : « D'une beauté qui fait écran ». Il parle de la nécessité d'être particulièrement séduisant, si l'on veut devenir un objet publicitaire grâce à son visage ou son corps, mais aussi des risques que cela comporte, car il s'agit d'un véritable saucissonnage des parties du corps pour en montrer des éléments soi-disant beaux afin de provoquer l'admiration et l'adhésion de potentiels clients. Dans l'analyse qu'il fait des présentateurs vedettes des chaînes de télévision, il montre que l'aspect engageant et jeune est préféré à celui des vedettes plus âgées, qui doivent néanmoins montrer une persistance d'une forme physique télégénique.

La laideur a-t-elle encore un avenir ?

Si la forme est remplacée par le difforme, cela reste tout de même sous le signe de la lumière. Raquel Fonseca

La conséquence de cette analyse est qu'un individu qui est laid et veut l'assumer doit, pour obtenir les mêmes postes et la même réussite sociale, faire la preuve d'une compétence absolue et être celui par lequel on est obligé de passer pour obtenir une analyse ou des renseignements ou une prestation de grande valeur.

La relation de la laideur se fait tout naturellement avec la dégradation physique, l'addiction à des drogues ou à l'alcool ou au tabac, une faillite génétique avec un désarroi psychologique qui peut rendre l'individu touchant ; mais cela ne lui confère aucun pardon sur sa laideur. C'est le cas typique de l'écrivain Michel Houellebecq, dont on considère que le génie créatif est une chose, mais que son comportement et son apparence physique creusent une incompatibilité pour une admiration sincère envers l'entièreté du personnage.

La grande différence avec les personnages publics qui sont habitués aux plateaux de télévision et au maquillage, est qu'ils sont conscients des angles sous lesquels la photographie de leur visage offre encore un côté agréable à voir ; ils seront exigeants quant à l'éclairage et à la position de la caméra. Mais cela montre bien la fragilité de leur apparence et de leur maintien, car, si en photo on peut calculer tout cela, il est beaucoup plus difficile de le faire passer en vidéo puisque nous parlons et nous bougeons tout le temps : La vidéo reste donc un cap supplémentaire à franchir si l'on veut apparaître jeune, beau et désirable...

Bibliographie

1)Aesthetic Plastic Surgery" by Sherrell J. Aston, Douglas S. Steinbrech, and Jennifer L. Walden
2)Aesthetic Surgery of the Facial Mosaic" by Dimitrije E. Panfilov
3)The Art of Aesthetic Surgery: Principles and Techniques" by Foad Nahai
4)Photography: A Cultural History" by Mary Warner Marien
5)The Photographer's Eye: Composition and Design for Better Digital Photos" by Michael Freeman
6)The Aesthetic Brain: How We Evolved to Desire Beauty and Enjoy Art" by Anjan Chatterjee
7)The Essential Guide to Landscape Photography" by Daniel Lezano
8)Photography and Philosophy: Essays on the Pencil of Nature" edited by Scott Walden
9)Digital Photography Complete Course" by David Taylor
10)The Photograph as Contemporary Art" by Charlotte Cotton
11)Manuel d'esthétique, De Christophe Beauregard, Vladimir Mitz, Nicolas Thély, Filigranes, 2005
12)The increasing popularity of cosmetic surgery procedures: a look at statistics in plastic surgery
RJ Rohrich - Plastic and reconstructive surgery, 2000 - journals.lww.com
12bis) Social media in plastic surgery: the future is now?
RJ Rohrich, E Dayan, AS Xue - Plastic and reconstructive surgery, 2019 - journals.lww.com plastic surgery and cosmetic surgery to all who follow us and educate them about real plastic
13)Realistic expectations: to morph or not to morph?
A Agarwal, E Gracely, WE Silver -plastic and reconstructive surgery, 2007 - journals.lww.com
14)Beauty between empires: Global feminism, plastic surgery, and the trouble with self-esteem
SH Lee - Frontiers: A Journal of Women Studies, 2016 - JSTOR
15)Morphing as a selection tool in the rhinoplasty consult: a cross-sectional study
G Lekakis, J Sykes, G Hens… - Facial Plastic Surgery, 2020 - thieme-connect.com
15)A new computer-aided technique for planning the aesthetic outcome of plastic surgery
A Bottino, A Laurentini, L Rosano - 2008 - dspace5.zcu.cz

16)A plastic surgeon's guide to applying smartphone technology in patient care
AD Workman, SC Gupta - Aesthetic Surgery Journal, 2013 -
17)Photographic and video deepfakes have arrived: how machine learning may influence plastic surgery
DT Crystal, NG Cuccolo, A Ibrahim… - plastic and reconstructive surgery, 2020 - ingentaconnect.com
18)R Singer, GR Keyes, F Nahai - … Surgery Journal Open Forum, 2019 - academic.oup.com … program for qualifying surgical facilities.
19)"In and Out of the Darkroom: The Impact of Photography on the Practice of Plastic Surgery" de David B. Sarwer et al. (2010)
20)Mirror, Mirror: The Uses and Abuses of Self-Love" de Simon Blackburn (2014)
21)Facial Aesthetics: Concepts and Clinical Diagnosis" de Farhad B. Naini (2011)
22)Beauty and the Beam: Your Complete Guide to Cosmetic Laser Surgery" de Arielle Kauvar et al. (2000)
23)Sutured Worlds: Aesthetics, Materiality, and the Afterlives of Surgery" de Jeanne Vaccaro (2021)
24)The Aesthetic Brain: How We Evolved to Desire Beauty and Enjoy Art" de Anjan Chatterjee (2014)
25)Social media in plastic surgery: the future is now?
RJ Rohrich, E Dayan, AS Xue - Plastic and reconstructive surgery, 2019 - journals.lww.com
26)The increasing popularity of cosmetic surgery procedures: a look at statistics in plastic surgery
RJ Rohrich - Plastic and reconstructive surgery, 2000 - journals.lww.com
27) Selinger Rami. Chirurgiens dans un monde qui opère l'image, SOFCEP 2011
28)Fonseca Raquel, Portrait & photogénie. Photographie & chirurgie esthétique, Paris, l'Harmattan, collection *Eidos*, 2015

Table des matières

3ème moment
LA PHOTOGRAPHIE : UN INSTANT TEMPOREL

Suite des livres publiés dans la

Collection Eidos

by RETINA.International

dirigée par François Soulages

Série LITTÉRATURE *(suite)*

70 Aniko Adam, *Du vague des frontières. Espaces, littératures & langues*
76 François Soulages (dir.), *Malraux, le passeur de frontières*
93 François Soulages (dir.), *Le flou & la littérature*
96 Richard Spiteri, *Benjamin Péret. Travail en chantier*
109 Edmond Nogacki, *Plasticité de la poésie de René Char*
117 Vincent Metzger, *Henri Michaux. Fiction & diction*
119 Biagio D'Angelo, *Espaces. Topographies imaginaires. Écrits parisiens 2017-8, 1*
120 B. D'Angelo & Fçs Soulages (codir.), *Temps, photographie & littérature. Écrits parisiens 2017-8, 2*
121 Biagio D'Angelo, *Espace-Temps. Proust & les créations contemporaines. Écrits parisiens 2017-8, 3*
142 Fçs Soulages, A. Ádám & A. Radvánszky (codir.), *Lire & vivre : l'expérience de la lecture*
157 Vincent Metzger, *De l'interruption dans l'aphorisme et l'essai*

Série PHOTOGRAPHIE

2 François Soulages (dir.), *Photographie & contemporain*
8 Catherine Couanet, *Sexualités & Photographie*
9 Panayotis Papadimitropoulos, *Le sujet photographique*
10 Anne-Lise Large, *La brûlure du visible. Photographie & écriture*
15 Michel Jamet, *Photos manquées*
16 Michel Jamet, *Photos réussies*
19 Marc Tamisier, *Sur la photographie contemporaine*
20 Marc Tamisier, *Texte, art et photographie. La théorisation de la photographie*
21 François Soulages & Julien Verhaeghe (codir.), *Photographie, médias & capitalisme*
22 Franck Leblanc, *L'image numérisée du visage*
23 Hortense Soichet, *Photographie & mobilité*
24 Benjamin Deroche, *Paysages transitoires. Photographie & urbanité*
25 Philippe Bazin, *Face à faces*
26 Philippe Bazin, *Photographies & Photographes*
27 Christiane Vollaire (dir.), *Écrits sur images. Sur Philippe Bazin*
32 Catherine Rebois, *De l'expérience en art à la re-connaissance*
33 Catherine Rebois, *De l'expérience à l'identité photographique*
34 Benoit Blanchard, *Art contemporain, le paradoxe de la photographie*
45 Marcel Fortini, *L'esthétique des ruines dans la photographie de guerre*
47 Caroline Blanvillain, *Photographie et schizophrénie*
53 Rosane de Andrade, *Photographie & exotisme. Regards sur le corps brésilien*
54 Raquel Fonseca, *Portrait & photogénie. Photographie & chirurgie esthétique*
57 Agathe Lichtensztejn, *Le selfie aux frontières de l'egoportrait*
59 Zoé Forget, *Le corps hors norme dans la photographie contemporaine*
79 Bertrand Naivin, *Selfie, un nouveau regard photographique*
84 Cristina Dias de Magalhães, *Vues de dos. Espace d'identité & de création*
85 B. D'Angelo, Fçs Soulages & S. Venturelli (dir.), *Frontières mouvements autophotobiographématiques*
86 Gilles Picarel, *Photographie & altérité*
92 François Soulages & Silvia Solas (codir.), *L'homme disparu. Photographies & corps politiques, 9*
95 Alejandra Niedermaier, *La femme photographe en Amérique latine*
97 Bruno Zorzal, *Les photos, un matériau pour la photographie*
98 Bruno Zorzal, *Esthétique de l'exploitation photographique des photos déjà existantes*
99 François Soulages (dir.), *Image servile, image critique. Photographie & corps politiques 10*
107 B. D'Angelo, F. Soulages & S. Venturelli (codir.), *De la photographie au post-digital. Du contemporain au post-contemporain*
111 Rodrigo Zuniga, *Ultra-peau. Au-delà de la dermatologie photographique*
112 François Soulages & Gilles Picarel (codir.), *Photographie & extériorité*
114 François Soulages & Agathe Lichtensztejn (codir.), *Ego/o/nline. Du selfie*
115 François Soulages & Angèle Ferrere (codir.), *Esthétique de la photographie de chantier*

116 François Soulages & Bruno Zorzal (codir.), *Images d'images*
120 B. D'Angelo & Fçs Soulages (codir.), *Temps, photographie & littérature. Écrits parisiens 2017-8, 2*
139 Alejandro Erbetta, *Photographie & reconstruction d'histoires (individuelles & familiales)*
140 Alejandro Erbetta, *Pour une poétique de la mémoire. Photographie, littérature & arts*
151 Paul di Felice, *La photographie, entre tableau & dispositif. Mutations photographiques contemporaines* 152
Paul di Felice, *La photographie, entre fragmentation des corps & virtualité des espaces*
Mutations photographiques contemporaines
155 Gilles Picarel, *La photographie au risque de l'extériorité. Une épreuve de l'*autre
162 François Soulages (dir.), *Photographie & interprétation*
178, Vladimir Mitz, *Chirurgie esthétique & photographie*

Série IMAGE

14 Éric Bonnet (dir.), *Esthétiques de l'écran. Lieux de l'image*
18 Bernard Lamizet, *L'œil qui lit. Introduction à la sémiotique de l'image*
30 François Soulages & Pascal Bonafoux (codir.), *Portrait anonyme*
35 Pascal Martin & François Soulages (codir.), *Les frontières du flou*
36 Pascal Martin & François Soulages (codir.), *Les frontières du flou au cinéma*
40 Marie-Luce Liberge, *Images & violences de l'histoire*
56 François Soulages & Sandrine Le Corre (codir.), *Les frontières des écrans*
61 M. Rinn & N. Narváez Bruneau (codir.), *L'Afrique en images*
82 Stéphane Kalla Karim (dir.), *Mises en scène de l'invisible. Frontières de l'image & du sens 1*
83 S. Kalla Karim (dir.), *Espace-temps & mémoire de l'œuvre d'art. Frontières de l'image & du sens 2*
88 J. Medina, M. Mora & F. Soulages (dir.), *Frontières & dictatures. Images, regards – Chili, Argentine*
89 Marie-Luce Liberge (dir.), *Rire, Violence, Histoire dans les images & les œuvres*
105 Marion Delgoulet, *La conquête de l'invisible. Aux frontières des images mentales*
110 J-C Bourcart, A.-L. Large & F Soulages (codir.), *Les frontières du visible. New York*
127 François Soulages & Bruno Zorzal (codir.), *Image & anonymat à l'ère du contemporain*
133 Biagio D'Angelo & François Soulages (codir.), *Le flou de l'image*
143 M.-D. Bidard & C. Blanvillain (codir.), *Voir/Montrer la guerre aujourd'hui, 1. Vision(s)*
144 C. Blanvillain & C. Boutevin (codir.), *Voir/Montrer la guerre aujourd'hui, 2. Visée(s)*
153 Biagio D'Angelo & François Soulages (codir.), *Image & utopie*
168 Dominique Chateau, *9 mn 29 s. La mort filmée de George Floyd*
171 François Soulages & Agathe Lichtensztejn (codir.), *Images de l'avenir & avenir des images*
173 F. Soulages, B. Zorzal & A. Arçari, *L'image-friction. Pour une esthétique de la vidéo & du cinéma*

Série ART

3 François Soulages (dir.), *La ville & les arts*
13 Éric Bonnet (dir.), *Le Voyage créateur*
31 Julien Verhaeghe, *Art & flux. Une esthétique du contemporain*
37 Gezim Qendro, *Le surréalisme socialiste. L'autopsie de l'utopie*
38 Nathalie Reymond *À propos de quelques peintures et d'une sculpture*
39 Guy Lecerf, *Le coloris comme expérience poétique*
41 Pascal Bonafoux, *Autoportrait. Or tout paraît*
42 Kenji Kitayama, *L'art, excès & frontières*
43 Françoise Py (dir.), *Du maniérisme à l'art post-moderne*
48 Marc Veyrat, *La Société i Matériel. De l'information comme matériau artistique, 1*
51 Patrick Nardin, *Effacer, Défaire, Dérégler... entre peinture, vidéo, cinéma*
55 Françoise Py (dir.), *Métamorphoses allemandes & avant-gardes au XXe siècle*
58 F Soulages & A Erbetta (dir.), *Frontières & migrations. Allers-retours géoartistiques & géopolitiques*
65 Marc Veyrat, *Never Mind, De l'information comme matériau artistique, 2*
72 Sandrine Le Corre, *Frontières & arts. De l'opacité à la fraternité*
75 François Soulages & Alejandro Erbetta (codir.), *Frontières & mémoires, arts & archives*
78 C. Bodet, A. Chareyre-Méjan & L. Iacovo (codir.), *Dimension poétique*
80 A. M. Mora Luna & P. Ordóñez Eslava (codir.), *Les arts en [temps de] crise*
87 Angèle Ferrere, *Du chantier dans l'art contemporain*
90 A. M. Mora Luna, P. Ordóñez Eslava & F. Soulages (dir.), *Arts & Frontières, Espagne & France*
91 J-F Desserre, *L'image peinte. Enjeux & perspectives de la peinture figurative des années 1990 à nos jours*
94 Qing Chen, *Mise en scène d'un corps performatif. Entre identité & altérité*

102 Éric Bonnet & Qing Chen (codir.), *JE est un autre. Art contemporain en Chine & en France*
103 François Soulages & Alejandro Erbetta (codir.), *Art & reconstruction*
108 Michel Godefroy, *Esthétique & psychiatrie*
113 François Soulages & Gilles Picarel (codir.), *Art & extériorité*
122 B. D'Angelo, Fçs Soulages & S. Venturelli (codir.), *Esthétique & connectivité*
123 Sandrine Le Corre, *Esthétique de la vitrine*
124 François Soulages (dir.), *Espace public & espace artistique. Frontières entre sans-art & art*
130 François Soulages (dir.), *Interprétation & art. Risque & nécessité*
134 François Soulages & Thierry Tremblay (codir.), *Interprétation & extériorité*
135 François Soulages (dir.), *L'inachevable interprétation. Des arts visuels à la littérature-art*
136 Vincenzo Cuomo, *Une cartographie du techno-art. Le champ du non-symbolique*
138 Marie-Luce Liberge, *Esthétique du rire & violence de l'histoire*
146 Éric Bonnet (dir.), *Mémoires & créations. France & Corée contemporaines*
148 Suzanne Beer, *Musées virtuels & réalités muséales*
149 Michel Godefroy, *Le conflit esthétique. Du vandalisme à l'art contemporain*
150 François Soulages (dir.), *Pluralité des interprétations*
154 Juae Eum, *Réinventions de la mémoire dans la création artistique*
156 Marie-Luce Liberge, *Fabrique du rire. Les corps face à la violence de l'histoire*
158 Caroline Blanvillain, *Le sujet à l'œuvre*
169 Marie-Luce Liberge, *Quand l'artiste détourne l'objet. Le rire face aux violences*

Série ARTISTE

17 Manuela de Barros, *Duchamp & Malevitch. Art & Théories du langage*
44 Bertrand Naivin, *Roy Lichtenstein, De la tête moderne au profil Facebook*
50 Marc Giloux, *Anon. Le sujet improbable, notations, etc.*
52 Alain Snyers, *Le récit d'une œuvre 1975-2015*
104 Raphaël Yung Mariano, *Scènes de la vie familiale. Ingmar Bergman*
106 François Py (dir.), *De l'art cinétique à l'art numérique. Franck Popper*
118 François Soulages & Sophie Armache Jamoussi, (codir.) *Masques & identités. Bernard Kœst*
128 François Soulages (dir.), *Temps & photographie. A partir de Bernard Kœst*
141 Hwamin Shin, *Sophie Calle. Regard sur autrui : du déséquilibre à l'imaginaire*
147 Panayotis Papadimitropoulos, *Raymond Depardon & la philosophie*
170 SIM Sang Yong, *L'ère d'Andy Warhol*
176 Sophie Armache Jamoussi, *Bernard Kœst ou l'inquiétude masquée*
177 François Soulages, *Le plurivers d'un artiste. À partir de Bernard Kœst*

Série SÉMIOTIQUE, Groupe E.I.D.O.S.

1 Michel Costantini (dir.), *Ecce Femina*
4 Michel Costantini (dir.), *Sémiotique du beau*
5 Groupe EIDOS, *L'image réfléchie. Sémiotique et marketing*
6 Michel Costantini (dir.), *L'Afrique, le sens. Représentations, configurations, défigurations*
7 Pascal Sanson & Michel Costantini (dir.), *Le paysage urbain*
28 M. Tamisier & M. Costantini (dir.), *Opinion, Information, Rumeur, Propagande*
29 M. Costantini (dir.), *La sémiotique visuelle : nouveaux paradigmes*
46 M. Costantini (dir.), *Sémiotique des frontières, art & littérature*
125 M. Costantini (dir.), *Bornes & traversées. Sémiotique des frontières, I,*
126 M. Costantini (dir.), *Limites & seuils. Sémiotique des frontières, II,*

Collection RETINA.CRÉATION
by RETINA International

créée & dirigée par François Soulages

1. Alejandro Erbetta, *Frontières & mémoires* 2. Gilles Picarel, *Les frontières de l'extériorité*
3. A. Erbetta, *Aux frontières de l'oubli* 4. Bernard Kœst, *J'aurais temps aimé ! Aux frontières d'Argenton*
5. Éric Bonnet, *Frontières, limbes & milieux* 6. G. Picarel, *Affleurement* 7. G. Picarel, *Résidant*
8. Démosthène Agrafiotis, *Sauver Venise* 9 Paul di Felice, *L'œil cathodique*
10 Michel Sicard & Mojgan Moslehi, *Temps interférentiel dans la photographie* 11 Olga Tsvietkova, *L'œil inhabité*
12 M. Sicard & M. Moslehi, *Photongraphie* 13. D. Agrafiotis, *Antikleia* 14. B. Kœst, *J'ai un crâne dans la tête*
15. Juae Eum, *États des lieux* 16. Yi-chen Liu *Hors-champ*

Collection Local & Global
by RETINA.International & IEEI

créée & dirigée par Gilles Rouet & François Soulages

1 Gilles Rouet & François Soulages (codir.), *Frontières géoculturelles & géopolitiques*
2 S. Dufoulon & M. Rostekova (codir.), *Migrations, Mobilités, Frontières & Voisinages*
3 H. Balintova & J. Palkova (codir.), *Productions et perceptions des créations culturelles*
4 Gilles Rouet (dir.), *Citoyennetés et Nationalités en Europe. Articulations et pratiques*
5 Serge Dufoulon & Jacques Lolive (codir.), *Esthétiques des espaces publics*
6 A. Galabov & J. Sayah (codir.), *Participations & citoyennetés depuis le Printemps arabe*
7 Gilles Rouet (dir.), *Nations, cultures et entreprises en Europe*
8 Serge Dufoulon (dir.), *Internet ou la boite à usages*
9 Gilles Rouet (dir.), *Usages de l'Internet. Éducations & culture*
10 Dominique Berthet, *Art contemporain en Martinique.*
11 Gilles Rouet (dir.), *Usages politiques des nouveaux médias*
12 Radovan Gura & Natasza Styczynska (codir.), *Identités & espaces publics européens*
13 Gilles Rouet (dir.), *Quelles frontières pour quels usages ?*
14 Anna Krasteva (dir.), *e-Citoyenneté*
15 Gilles Rouet (dir.), *Mobilisations citoyennes dans l'espace public*
16 François Soulages (dir.), *Géoartistique & Géopolitique, Frontières*
17 Serge Dufoulon & Gilles Rouet (codir.), *Europe partagée, Europe des partages*
18 Marc Veyrat (dir.), *Arts & espaces publics*
19 Isabelle Moindrot & Sangkyu Shin (codir.), *Transhumanités*
20 Anna Krasteva & Despina Vasilcu (codir.), *Migrations en blanc. Médecins d'est en ouest*
21 Thierry Côme & Gilles Rouet (codir.), *Esthétiques de la ville. Équipements & usages*
22 David Sudre & Matthieu Genty (codir.), *Le sport. Diffusion globale et pratiques locales*
23 Ivaylo Ditchev & Gilles Rouet (codir.), *La photographie : mythe global et usage local*
24 I. Saleh, N. Bouhaï & H. Hachour (codir.), *Les frontières numériques*
25 François Soulages (dir.), *Biennales d'art-contemporain & frontières*
26 Martin Klus & Gilles Rouet (codir.), *Médias et sociétés interculturelles,*
27 Eric Bonnet (dir.), *Frontières & œuvres, corps & territoires*
28 Radovan Gura & Gilles Rouet (codir.), *Intégration & voisinage européens*
29 M. Rostekova & P. Terem (codir.), *Politiques & coopérations, l'espace euro-méditerranéen*
30 François Damon, *L'art contemporain au Viêt-Nam*
31 Éric Bonnet & François Soulages (codir.), *Frontières & artistes, en Méditerranée*
32 François Soulages (dir.), *Mondialisation & frontières. Arts, cultures & politiques 1*
33 É. Bonnet & F. Soulages (codir.), *Lieux & mondes. Arts, cultures & politiques 2*
34 A. Galabov & G. Rouet (codir.), *Services publics, entreprises publiques, pour les citoyens ?*
35 Petia Gueorguieva & Anna Krasteva (dir.), *La rue & l'e-rue*
36 M. Rinn & N. Narváez Bruneau (dir.), *L'Afrique en discours. Lieux communs, stéréotypes, crise*
37 Thierry Côme & Gilles Rouet (codir), *Innovations managériales, enjeux et perspectives*
38 Francis Massé, *Aux frontières du management*
39 Bogdan Bogdanov, *Penser et construire l'Europe*
40 Benoît Blanchard, *La dynamique des Frontières. Biennales d'art contemporain*
41 H Hachour, N Bouhaï & I Saleh (codir.), *Frontières numériques & savoir*
42 H Hachour, N Bouhaï & I Saleh (codir.), *Frontières numériques & artefacts*
43 Pierre San Ginès, *Frontières, Réalités & Imaginaires*
44 Joseph Jehl, *Des frontières invisibles. Voyage au centre de la règle de droit*
45 Ľudovít Hajduk & Martin Klus (codir), *Éducation & dialogue interculturel*
46 Sylvie Lemasson, *Histoire de frontières. La République des deux nations*
47 Radovan Gura & Gilles Rouet (codir), *Les citoyens & l'intégration européenne*
48 Stela Raytcheva & Gilles Rouet (codir), *Les entreprises & l'intégration européenne*
49 Eric Bonnet (dir.), *Biennales d'art contemporain. Œuvres & frontières*
50 Marie Stoicheva & Gilles Rouet (codir.), *Identités, démocratie, frontières*
51 Radovan Gura & Gilles Rouet (codir.), *Diplomatie plurielle : acteurs & citoyens*
52 M. Mourad Attarça & P. Terem (codir.), *Diplomaties plurielles*
53 R. Gura & G. Rouet (codir.), *Pratiques du soft power*
54 A.-C. Bonnaire & C. Lips (codir.), *Construire l'espace européen de l'enseignement supérieur*
55 YUN Kusuk, *Territoires de l'art contemporain et mondialisation. Trois pays d'Asie de l'Est : Japon, Chine, Corée du Sud*

RETiiNA·International
Recherches Esthétiques & Théorétiques sur les Images & Imaginaires Nouveaux & Anciens

Structures éditoriales du groupe L'Harmattan

L'Harmattan Italie
Via degli Artisti, 15
10124 Torino
harmattan.italia@gmail.com

L'Harmattan Hongrie
Kossuth l. u. 14-16.
1053 Budapest
harmattan@harmattan.hu

L'Harmattan Sénégal
10 VDN en face Mermoz
BP 45034 Dakar-Fann
senharmattan@gmail.com

L'Harmattan Cameroun
TSINGA/FECAFOOT
BP 11486 Yaoundé
inkoukam@gmail.com

L'Harmattan Burkina Faso
Achille Somé – tengnule@hotmail.fr

L'Harmattan Guinée
Almamya, rue KA 028 OKB Agency
BP 3470 Conakry
harmattanguinee@yahoo.fr

L'Harmattan RDC
185, avenue Nyangwe
Commune de Lingwala – Kinshasa
matangilamusadila@yahoo.fr

L'Harmattan Congo
219, avenue Nelson Mandela
BP 2874 Brazzaville
harmattan.congo@yahoo.fr

L'Harmattan Mali
ACI 2000 - Immeuble Mgr Jean Marie Cisse
Bureau 10
BP 145 Bamako-Mali
mali@harmattan.fr

L'Harmattan Togo
Djidjole – Lomé
Maison Amela
face EPP BATOME
ddamela@aol.com

L'Harmattan Côte d'Ivoire
Résidence Karl – Cité des Arts
Abidjan-Cocody
03 BP 1588 Abidjan
espace_harmattan.ci@hotmail.fr

Nos librairies en France

Librairie internationale
16, rue des Écoles
75005 Paris
librairie.internationale@harmattan.fr
01 40 46 79 11
www.librairieharmattan.com

Librairie des savoirs
21, rue des Écoles
75005 Paris
librairie.sh@harmattan.fr
01 46 34 13 71
www.librairieharmattansh.com

Librairie Le Lucernaire
53, rue Notre-Dame-des-Champs
75006 Paris
librairie@lucernaire.fr
01 42 22 67 13

www.ingramcontent.com/pod-product-compliance
Lightning Source LLC
LaVergne TN
LVHW010946061026
849535LV00007B/2596